専門医が教える

増補改訂版

肝臓から脂肪を落とす食事術

肝臓外科医 尾形哲

KADOKAWA

はじめに

肝臓が変われば、人生が変わる

最近、こんなことはありませんか？

疲れやすく、以前は何気なくこなせていたことが億劫《おっくう》になっている。

健康診断で肝臓の数値が悪くなっていると言われた。

鏡を見ると痩せていた昔の自分と違う顔がそこにあり、体が重い。

「どうして、こんなことになってしまったのだろう？」

そんな不安を抱え、全国から多くの方が私の外来を訪れます。

北は青森県、南は愛媛県という遠方からも、月に一度、私が勤務する長野県の佐久市立国保浅間総合病院まで足を運んでくださるのです。

「このままでは嫌だ」「健康な自分を取り戻す」という皆さんの強い思いを感じます。

肝臓外科医である私がなぜ、食事や生活改善を指導する「スマート外来」を開設したのかというと、本書で公開する**メソッドの礎《いしずえ》は、「生体肝移植ドナー」への術前の食事指導だから**です。

「生体肝移植術」とは、肝硬変などが進行し、肝不全となられた患者さまに対し、健常な臓器提供者（ドナー）の肝臓の一部を切除し、移植する治療法です。

ドナーの肝臓が良好な状態であれば、手術後に、患者・ドナーの肝臓はそれぞれ元の大きさ、元の機能にまで戻ります。しかし、ドナーに脂肪肝があると、移植した肝臓がうまく働きません。

そのため生体肝移植に携わる世界中の医師、研究者が、**「ドナー候補の脂肪肝を短期間で確実に改善させる方法」**を研究しました。

その方法が〝食事の改善〟だったのです。

脂肪肝・脂肪肝炎研究が進んだ現在でも、単独で脂肪肝を改善させる薬は存在しません。薬ではなく、食事で「肝臓から脂肪を落とす」ことこそが、王道なのです。

パリ大学（当時）付属の肝臓移植センターに臨床留学したのち、２００９年から東京の日赤医療センターで生体肝移植チーフとなった私は、肝臓病学、栄養学の文献を読み漁《あさ》り、ドナー候補の脂肪肝指導にあたりました。肝臓の組織を採取し、顕微鏡で見て食事指導の効果を確認しました。そして、

「脂肪肝は、適切な食事をすれば、わずか3カ月で改善する」

その確信を持つに至ったのです。

しかし、一般の方の脂肪肝改善は、ドナー治療よりもはるかに難しいものでした。

そこで、私は学んだことがあります。

知識だけでは、人は変われない。

続けられる仕組みまで落とし込む必要がある。

正しい方法を知っていても、続けられるとは限りません。

日々の誘惑やストレス、忙しさのなかで、健康の優先順位は後回しになりがちです。だからこそ、脂肪肝を改善する〝知識〟だけでなく、〝続けられる仕組み〟まで掘り下げ、行動に繋《つな》がりやすい実践法を模索してきました。

それらを集約して2022年に出版したのが、『専門医が教える　肝臓から脂肪を落とす食事術　予約の取れないスマート外来のメソッド』(KADOKAWA)です。

その結果、本書は続々と重版を重ね、「先生の本に救われました」「肝臓の数値が改善し、医師から褒められました」という声がたくさん届き、私自身も驚きとともに深い喜びを感じました。

そんななかで今回の増補改訂版に至った理由は、脂肪肝の名称と診断の国際基準が改められたからです。2024年、お酒をほとんど飲まない方の脂肪肝「非アルコール性脂肪性肝疾患(NAFLD)」という名称が廃止され、**「代謝機能障害関連脂肪性肝疾患(MASLD)」**に変更される転換期を迎えました。

脂肪肝という病気は、今やCOVID-19を超えるパンデミックとさえ言われるほどに、世界中で増加し続けています。日本だけで3000万人以上が罹患していると推計されています。本書では、この名称変更の背景も詳しく述べています。

食事を見直すことで肝臓はみるみる蘇《よみがえ》ります。
肝臓を守れるのは、あなたしかいません。

日々の忙しさから、必要な栄養を摂るためによかれと栄養補助ドリンクを飲んでいるかもしれません。それはスピーディで効率的だと思われるかもしれません。でも、栄養を一気に流し込む食事スタイルによって、あなたの肝臓は苦しんでいます。それでも、肝臓は文句を言わずに淡々と受け入れています。

本来、肝臓はとても再生力の高い臓器です。

健康な肝臓であれば、3分の2を切除しても元に戻るほどのポテンシャルの高さを誇ります。あなたのやる気に火がつけば、肝臓の脂肪は必ず燃えます。
肝臓が元気になれば、代謝が上がって太りにくくなれます。
解毒力、免疫力も改善して、全身の健康にとって願ったりかなったりです。

では、実際にはどうしたらよいか一言で言うと、

「肝臓をいたわる食べ方で、体重を7％減らすこと」

今より体重を7％減らせば、脂肪肝や脂肪肝炎が改善することが医学的にも証明されています。

本書を読み進めていただければお気づきになるでしょうが、患者さまとのやりとりを通じて、何度も同じアドバイスをするところがあります。

それが**肝臓をいたわりつつ、効率よく脂肪を落とすための食事メソッド**です。大切なポイントとして、心に留めていただけたらと願います。

今回の改訂版では、そこまで太っていないのにシビアな脂肪肝がある患者さまに焦点を絞って、新たなケースとして冒頭に加筆しました。**肝臓に脂肪が蓄積する原因が、過剰な糖質摂取だけでなく、〝筋肉量の減少〟が密接に関係しているから**です。

栄養不足が筋肉を減少させ、脂肪肝を生みます。

体重を減らそうとして栄養不足になり、脂肪肝を悪化させるという悪循環。これは、診察室では決してめずらしいものではありません。

一方で、**〝効率よく脂肪を落とす水の飲み方〟、女性ホルモンを補う〝ファイトエストロゲンの摂り方〟など、減量がうまくいかないときの助けとなる具体的な対策**も新たに盛り込んでいます。

改訂前にも記している3名についてはストーリーは大きく変えずに、すべてのケースで疾患名や診断基準の変更にともなう医学用語の説明を更新しています。

この4人のストーリーを通じて、肝臓から脂肪を落とし、健康を取り戻すために何をすべきか、そして〝習慣化のヒント〟を掴《つか》んでもらえたら幸いです。

前作以上にもっと優しく、もっとわかりやすく。

もっと〝あなたの心に寄り添う〟1冊にしたいという思いを詰め込みました。

読んだ瞬間から実践できるシンプルな食事法。ムリなく、楽しく、気づいたら変わっている体の感覚。そして、「私にもできる！」という自信と喜び。

この本は、ただの健康本ではありません。

新しい人生を始めるための本です。


肝臓が変われば、体が変わる。

体が変われば、心が変わる。そして、人生が変わる。


あなたは、人生を変える準備ができていますか？　さあ、一緒に始めましょう。

肝臓外科医　尾形《おがた》哲《さとし》

スタッフ
装丁 ―― 小口翔平＋嵩 あかり（tobufune）
本文デザイン ―― 島村千代子、宮川柚希（スタジオダンク）
DTP ―― ㈱キャップス
編集協力 ―― 江山 彩（編集室桜衣）、杉浦美佐緒
校正 ―― 麦秋アートセンター
編集 ―― 大矢麻利子（KADOKAWA）

ケース
1
永島亜紀さん（51歳・女性）

肝臓を守れるのは自分だけ
体重ではなく脂肪を落とす！

次々と上がってくる報告書に目を通し、回覧済のチェックを入れる。その合間には、取引先からの質問への回答、部下のトラブル相談、次の会議のレジュメ作成と息つく暇もない。時刻は夜7時40分を過ぎようとしている。まだ終わっていない仕事もあるが、続きは自宅でやろうと決めてパソコンを閉じた。

地元駅の駐輪場に着くと、カバンの中のスマホがブブッと2回短く振動したことに気づく。会社支給のスマホにメッセージが届いたのだろう。トラブルでなければいいけれど、自転車なら自宅まで10分弱だ。メッセージの確認は、帰宅後にしようと自転車にまたがった。そして、電動自転車で走り出した瞬間だった。

ア――――ッ。

とっさのことではっきりとは覚えていないが、急発進する電動自転車の加速に足が追いつかなかった。左のペダルを踏み外してハンドルをキープできず、バランスをくずして自転車とともに左側に倒れた。

痛い。とても痛い。

左ひざを大胆に擦《す》りむき、血がにじみ始めた。立ち上がることはできたので、骨折はしていないようだ。ジンジンと痛む左足を気にしながら、鉛《なまり》のように重い電動自転車を押して何とか帰宅することにした。

最近ツイてない……。というか、50歳を過ぎて体にガタが出始めている。

実は3日前、干した洗濯物を浴室乾燥にかけようと干し竿《ざお》に手を伸ばしたものの、重くて腕がプルプルして持ち上がらず。何とか背伸びをして踏ん張ったところ、今度はふくらはぎがつって痛い目に遭《あ》った。149㎝と決して高くない身長ではあるが、それがこの年で縮んだというのだろうか。

それだけではない。

昨年の健康診断では、肝臓の数値と中性脂肪値の高さを指摘された。

肝臓と言われてもお酒は付き合いでたまに口にする程度だから、特に自分で改善できることなど思いつかない。ただ、高値を示す中性脂肪を下げるには、痩《や》せなければいけないということだと悟った。

そうはいっても、体重が急激に増えた事実はない。

それでも少しは痩せるために、ここ1年は揚げ物や肉類を控えてきた。

仕事が忙しいこともあって、食事量を減らすのはむしろ好都合ではあった。

朝食は飲むヨーグルトやパック入りのコーンポタージュスープで済ませることも多い。コーヒー好きな夫は、自身でコーヒー粉と分量の水を用意し、自分でトーストを焼いて食べている。

食べすぎでも飲みすぎでもない私が、直近の健康診断で肝機能の数値が悪化していたのだ。

やっとの思いで帰宅してスマホを確認すると、メッセージは部下からの業務終了報告でひと安心。一方で、次々と訪れる体の不具合に、「私はあと何年元気で働けるのかな……」と思わず天を仰《あお》いだ。

初めての受診

筋肉が減れば、肝臓の脂肪が増える
傷の治りが遅いのは肝臓からのSOS

肝臓の検査を受けに近所の内科に行こうかと思ったが、せっかくなら肝臓の専門医に診《み》てもらうほうが詳しく知ることができると思った。

そこで予約したのが「スマート外来」だ。

肝臓についてはざっと調べた。肝臓が〝解毒〟や〝代謝〟など、人体にとって大切な働きをしていること。肝機能検査の項目であるALTやAST、γ《ガンマ》-GTPが肝臓にある酵素だということも学んだ。

だからといって、なぜ私の肝臓が悪くなっているのかは全くわからなかった。

そして、今、診察室の前で名前を呼ばれるのを待っている。

「永島亜紀さん。診察室へどうぞ」

「失礼します。よろしくお願いします」

「こんにちは。永島亜紀さんですね。まず、亜紀さんの肝臓の状態を知るために超音波を使って確認させてください。ベッドに横になってもらえますか？」

そして、腹部にジェルが塗られて検査が始まった。

▼脂肪肝が「肝炎」を引き起こす

「先生、私は肝臓が悪いんですか？」

「ちょっとモニターを一緒に見てみましょうか。今、行っているのが『**エコー検査**』です。**肝臓の脂肪化を確認できます**」

「肝臓が脂肪になるんですか？」

「そのイメージで理解してもらってかまいません」

肝臓が白く固まったラードのようになると思うとぞっとした。

そして、先生は腎臓と肝臓のそれぞれのエコー画像を見せながら説明を続けた。

「脂肪が蓄積している場所では、高エコーになってエコー像は白く映ります。一方、腎臓にはほとんど脂肪が蓄積しないので、エコー像が白くなることはありません。この**コントラストを見ることで肝臓の脂肪化の程度がわかります**」

「そうなんですね」

「亜紀さんの肝臓は腎臓と比べて、かなり明るい白で映し出されています」

「ということは、脂肪化しているということでしょうか……」

「そうなりますね。あとは座ってお話をしましょう」

私は衣服を整えて、用意されているイスに座った。

「亜紀さんは、『しぼうかん』をご存じですか?」

「しぼうかん?」

音を聞いた瞬間は頭の中で「死亡肝」という漢字に変換したが、これまで肝臓の脂肪化の話をされていたことと結びつき、数秒してから「脂肪肝」だと理解した。

「**脂肪肝は〝肝臓に脂肪がたまる病気〟**です。**組織学的には、肝細胞に5%以上の**

脂肪がつく状態と定義されています」

私が想像した、肝臓がラードになるという理解は正しいようだ。

「先生、肝臓に脂肪がたまるとラードのように溶けてしまうのですか？」

「少し違うので説明しますね」

「はい。お願いします」

「肝臓には2500億個ほどの細胞があります。これを『**肝細胞**』といいます。その肝細胞の一つひとつにラーメンスープに浮く油のような〝脂肪滴《てき》〟がたまっていきます。脂肪滴が増えれば肝細胞も膨らみます。そして、パンパンに膨らんだ肝細胞は働きが悪くなります。人間も太りすぎれば体が重くなって、思うように動けないですよね。それと同じです」

「なるほど。私の肝臓の細胞は脂肪が増えたから、働きが悪くなったんですね」

「**本来、肝臓は脂肪をためる場所ではありません。体に中性脂肪が増えると脂肪をためるスペースが足りなくなるため、しかたなく肝臓に押し込んでいる状態**です」

「なんと！」

「肝細胞にしてみれば、突然現れた脂肪は不法侵入者。**不法侵入者は退治すべき存在なので、体を守る免疫細胞が働いて追い出そうと闘《たたか》います**。火を放って、やっつけようとすると思ってください」

「………」

「その結果、肝細胞までも壊されてしまうのです。それが広範囲に及ぶ状態が炎症で、つまり『**肝炎**』です」

「肝臓が焼け野原になる……ということでしょうか」

「そうですね。亜紀さんの肝臓は現在、焼け野原になり始めています。肝臓が山火事のようになっているわけですね」

話を聞きながら「まさか！」と思ったが、嫌な予感が的中した。

「でも、大丈夫です！　本来、**肝臓は3分の2を切除しても元に戻るほどの再生力の高い臓器**です。今すぐに消火活動を始めれば、肝臓は元に戻りますよ」

そう言われても、私には真っ黒に焼け焦《こ》げていく肝臓しか想像できなかった。私が最初に変換した「死亡肝」は、あながち間違いでないような気がした。

先生からの処方箋

肝細胞にとって、脂肪は不法侵入者。退治するために闘う結果が「肝炎」になる。

▼成人の約3人に1人が脂肪肝

「先生、健康診断で肝機能が悪いと判定されましたが、肝臓に痛みなどはありません。だから、全く気づかなくって……。鈍感なんですかね？」

「いいえ、そうではありませんよ。**肝臓には痛みを感じる神経がないので、肝臓そのものが痛むことはない**のです」

「そうなんですか」

「ただ肝機能が低下してくると、**なんとなくだるい、風邪やけがが治りにくい、足がつる、皮膚にかゆみが出るという症状を感じる**方もいます。だからといって、肝臓が悪くなっていることとはなかなか結びつかないでしょうね」

先生の話を聞いて、私の中では一気に繋《つな》がった。自転車で転んだときの傷はなかなか治らないし、皮膚もかゆい。そして、最近よく足がつる。これらの症状は全部、肝臓が悪くなっているサインだったのか。そして、先生は続けた。

「だから、**健康診断でも行われる肝機能を調べる血液検査が役に立つ**のです。先ほど、脂肪肝によって肝細胞が壊れる話をしましたね」

「はい」

「肝細胞が壊れたときに、肝臓内に存在する酵素が血液中に流れ出ます。それが、ALTやAST、γ《ガンマ》-GTPです。血中にこれらの酵素が増えて高値を示すことは、肝細胞が壊されている度合いが高いということです」

「それらの数値が私は高くなっているんですね……」

「はい。今日の検査結果では、ＡＬＴ110、ＡＳＴ92、γ-ＧＴＰ95です。**女性の場合、３つの数値はすべて30以下が正常な範囲**になります」

「では、かなり高いですね」

「そういうことになりますね。ちなみに亜紀さんは、よくお酒を飲みますか？」

「いいえ。お付き合いで月に1回飲むかどうかです。自宅では飲みません」

「そうですか。**お酒を飲まないのにＡＬＴが３桁ということは、脂肪肝による炎症で細胞破壊が進んでいることを示します**」

「こういう病気の方は多いのでしょうか？」

「はい。今のところ、**日本人成人の約３人に１人が脂肪肝**だと言われます。その数は3000万人以上になります。ただし、日本人成人のすべてが亜紀さんのようにエコー検査を受けているわけではありません。この数字は、検査を受けた方のデータから推定された罹患者数です」

「そう考えると、かなりの人が脂肪肝なんですね……」

「残念ですが、そういうことです」

「肝臓というと大酒飲みの人が悪くするのかと思っていました」

「過度な飲酒によって肝臓を悪くする方は確かにいます。でも、**あまり飲酒はしない、あるいは全く飲まない方の脂肪肝が2倍以上**と推計されています」

お酒を飲まなくても肝臓が悪くなるなんて、思いもよらなかった。

先生からの処方箋

飲酒由来でない脂肪肝で肝臓を悪くする人が多数。ALTが30を超えたら医療機関へ。

▼診断名は「代謝機能障害関連脂肪肝炎」

「少し専門的になりますが、亜紀さんの診断名についてお伝えしますね」

「はい」

先生は目の前の紙に「ＭＡＳＨ（マッシュ）」と記した。

「亜紀さんは**『代謝機能障害関連脂肪肝炎』**と診断できます。略称**『ＭＡＳＨ』**です。実は最近、学会が正式に日本語名を決めたもので、認知度はあまり高くありません」

「はい。初めて聞きました」

「新名称ではありますが、これまでは脂肪肝炎の原因によって〝アルコール性脂肪肝炎〟と〝非アルコール性脂肪肝炎〟の2つに分けていたもので、病態自体が新しく発見されたわけではありません」

「なるほど。その2つなら、私は〝非アルコール性脂肪肝炎〟ということですね」

「ですが、飲酒量を正確に知る術《すべ》はなく、あいまいな診断にもなりかねません。そして、英語名で使用される〝アルコール性〟というワードは、〝飲んだくれ〟といった侮蔑《ぶべつ》的な意味で使われることがありました。そのため、**代謝性の障害である点に着目した〝代謝＝メタボリック〟というワードが病名に採用されることになりました。その英語名の省略が『ＭＡＳＨ』**です」

「えっと。つまり、名前が変わったということですか？」

「診断基準が違うので、正確に言えば名称変更ではありません。ただ、95％以上の高確率で両者の診断は重なります。ですから、これまで**〝非アルコール性脂肪肝炎〟と診断されてきた方は、〝代謝機能障害関連脂肪肝炎〟に該当する**と考えてください」

「〝脂肪肝炎〟と覚えるだけでいいですか？」

「もちろん、それでいいですよ。**大切なのは診断名ではなく、焼け野原の原因である脂肪肝を改善すること**。**肝臓をいたわること**ですからね」

私にとっては、きのこを連想させる「マッシュ」よりも、「ラード」のほうが自分の肝臓を理解しやすいと思った。

先生からの
処方箋

診断名がつくのはスタートにすぎない。目を向けるのは、健康を取り戻すゴール。

▼脂肪肝の改善には食事の見直しがマスト

「前置きはこれくらいにして、本題である脂肪肝を改善する方法を考えていきましょう。いくつか確認をさせてください」

「はい」

「今日の計測では、身長149㎝。体重58・2㎏。BMIは26・22で、軽度の肥満領域です。体重が20代の頃から大きく増えたということはありませんか?」

「体重はほとんど変わっていません。洋服のサイズもずっとSかMです」

「食事量や日常的に食べているもので、変わってきたことはありませんか?」

「それはあります。去年の健康診断で中性脂肪値が高かったので、痩せなくてはいけないと思って、ここ1年は肉や揚げ物などを意識して減らしています」

「そうですか」

「それ以外にも、若い頃と比べれば食べる量は減っています。普段あまり運動をしないので、食べすぎれば太るのではないかと心配ですし……」

「なるほど。ご飯やパンはどれくらい召し上がりますか？」

「ご飯は嫌いではありませんが、炊くのが面倒なこともあって時間に余裕があるときだけです。食べてもお茶碗に軽めに1杯ほどでしょうか。購入するお弁当についてくるご飯は多すぎて、ほとんど残してしまいます」

「そうですか。パンは？」

「サンドイッチは手軽なのでよく食べます。ただ、最近は具だくさんでパンが厚いものも多く、1食では食べきれずに次の食事に回すこともあります。お恥ずかしいですが、お昼休憩がままならないことがあり、サンドイッチなら、食べながら作業を続けることができて……」

「日中はお仕事をされているのですか？」

「はい。週2日ほど在宅で、残りは出社しています」

「肉は減らしているようですが、魚や卵などのタンパク源は？」

「晩ごはんのおかずで食べますが、特に量や頻度を意識してはいませんね」

「そうですか。甘いものはいかがでしょう？」

「甘いものより、どちらかというとしょっぱいものが好きです。おかきなどは止まらなくなることがあります。それから昼食をとれないときは、2時過ぎに春雨スープを飲むことがあります。汁物はお腹を満たしてくれるので重宝しています」

「なるほど……。ちなみにドリンク類は飲みますか？」

「食事で栄養面をあまり考えられないので、少しでも栄養が摂れるものと思って、野菜ジュースや飲むヨーグルト、ゼリータイプの栄養補助食品を飲むことが結構あります。疲れが抜けないときや、夜遅くまでがんばらなければいけない日にはエナジードリンクに助けてもらうこともあります」

「**肝臓から脂肪を落とすには食事の改善が最優先**です。見直せそうな点がいくつかあるようなので、まずはよかったです」

「それでなくても食事に時間を割けていないのですが、大丈夫でしょうか？」

「日々忙しいと感じている点も含めて、食事にどうやって向き合うか考えましょう。

肝臓を守れるのは亜紀さんだけですから」

先生からの処方箋

まずは食べ方を変えること。現状の問題点は、今後の改善に向けた伸びしろ。

▼筋肉の減少が肝臓に脂肪を増やす

「ちょっとやってみてもらえますか？」

先生はそう言って机の中から何やら器具を取り出し、私に手渡した。

「『握力計』です。握力を知りたいので、立ち上がってから力一杯握ってください。

利《き》き手でお願いします」

イスから立ち上がり、右手で握力計に手をかけて力を込めて握った。

「握力は17・6kgですね。**女性の場合、18kg以下だと〝サルコペニア〟の可能性があります**」

「サルコペニア……?」

きのこを連想させるマッシュに続き、今度は花の名前に似た不思議なワードを告げられた。

「**サルコペニアは、筋肉の減少を意味します**。語源はギリシャ語で、〝筋肉〟を意味する『サルコ』と、〝喪失〟を意味する『ペニア』を合わせた造語です」

「そうなんですね。握力とサルコペニアと肝臓と何か関係があるのでしょうか?」

「はい。**筋肉が減ると、肝臓の脂肪化が進みやすい**のです」

「えっと……?」

「順を追って説明しますね。まず、肝臓にためられる脂肪は〝中性脂肪〟です。**食べ物から摂ったブドウ糖がエネルギーとして使われずに体内に過剰に増えると、ブドウ糖は〝中性脂肪〟に変化**します。つまり、**中性脂肪のもとはブドウ糖**です。今後の説明を理解していただくためにも大切なので、覚えておいてください」

「はい」

「ブドウ糖は体にとって重要なエネルギー源です。だから、仮に2〜3日食事をしなくても死なないように、普段から体の中にはある程度のブドウ糖を蓄《たくわ》えています」

「それは知っています」

「その保管場所が**血中と筋肉と肝臓**です。**血中では、いわゆる〝血糖〟としてブドウ糖のまま存在しています**。**筋肉と肝臓では、ブドウ糖が一時的に結合する〝グリコーゲン〟として貯蔵**されています」

「昔、生物の授業で習った気がします」

「そうですか。ここで、筋肉量が減ったらどうなるでしょう？」

「ブドウ糖の貯蔵場所が減る？」

「そのとおりです。**筋肉でのグリコーゲン貯蔵量が減ってしまうので、余った分は肝臓で対処するしかなくなる**わけです」

「なるほど」

「もう1つ理由があります。筋肉はエネルギーを消費する〝工場〟のような働きをしています。**摂取したブドウ糖の7〜8割は筋肉で使われる**のです。だから、**筋肉量が減ると使用されずに余った糖が増え、さらに肝臓に回りやすくなる**んですね」

「筋肉って運動するのに必要なだけではないんですね」

「そういうことです」

「肝臓に回った糖がグリコーゲンではなく、中性脂肪になるのはなぜですか？」

「**肝臓でグリコーゲンを貯蔵できる量にも限界がある**からです。お伝えしたように、余ったブドウ糖はまずはグリコーゲンとして肝臓に貯蔵されます。しかしそれだけで対処できないと、**グリコーゲンの6倍もの量を貯蔵できる〝中性脂肪〟に形を変える**のです。そして、無理やり肝細胞に押し込むわけです」

「なんと！　そんなことが起こっているのですね……」

「**筋肉量の減少は肝臓に脂肪を増やす大きな原因**になります。そこで筋肉量を判断する1つの指標が〝握力〟なのです」

「先生、聞いてもいいですか？　筋肉量が減ると体重も減りそうですが、体重はあまり変化がありません」

「それは、**筋肉が減り、代わりに脂肪が増えてしまったから**でしょうね」

「……。なるほど。体重だけではわからないということですね」

「おっしゃるとおりです。だから、**スマート外来では受診時に『体脂肪率』と『筋肉量』を計測しています**。今日の計測では、体脂肪率41・9％。筋肉量11・8㎏でした。これからは**体脂肪率を下げて、筋肉量を増やす**ことが1つの目標になりますよ」

「筋肉を増やせ」と言われても、運動をする時間なんて作れそうにない。

先生からの処方箋

筋肉量が少ない人は糖の貯蔵庫が少ない。だから、肝臓にもすぐ脂肪がたまる。

▼こまめなタンパク質摂取で筋肉が成長

「先生、私は中性脂肪を減らそうと肉や唐揚げなどの揚げ物を減らしているんですが、それでもだめなんでしょうか？」

「先ほど、中性脂肪のもとはブドウ糖だとお伝えしましたね？」

「ああ、そうでした！　でも、油は関係ないんですか？」

「厳密に言えば、関係ないことはありません。ただ、**肝臓にたまる脂肪の8割以上は、食べた油や肉の脂身ではなく、ほかの要因によって作られたもの**なのです」

「え？　てっきり油脂が脂肪を増やすんだと思っていました」

「肝臓にたまる中性脂肪の構成要素は、**60％は皮下脂肪や内臓脂肪が溶け出したもの。26％がブドウ糖からできるもの。14％が食べ物から摂取する油脂**です。だから、**中性脂肪に変換されやすい糖質を減らすのが先**です」

「では、肉は食べていいということですか？」

「はい。糖質量が過剰にならないようにすることも大切ですが、亜紀さんは、タンパク源となる食品をもっと積極的に食べたほうがいいでしょう。**筋肉の成長にはタンパク質が欠かせません。**だから、**肉、魚、卵、大豆食品といったタンパク質を豊富に含む食品を取り入れてください**」

「どれくらいのタンパク質が必要ですか？」

「**筋肉量を維持するために必要なタンパク質の量は、1日に体重1kgあたり1g分**です。亜紀さんの必要量は58gです。筋肉量を増やしたいので、少し多めの60gを目標にしましょう」

「はい」

「食事で摂ったタンパク質はアミノ酸に分解後に腸で吸収され、血液に乗って全身に運ばれます。そこで筋肉細胞に届けられたアミノ酸が、筋肉の合成に使われます。だから、筋肉を増やすためにタンパク質が欠かせないのです。ですが、**アミノ酸から筋肉に合成する能力は加齢とともに低下するため、若いとき以上に摂取量を増や**

す必要があるんです」

「私のような年齢でも、タンパク質を摂れば筋肉を増やせるんでしょうか？」

「もちろんです！　ただ、**タンパク質は量に加えて、こまめな摂取がポイント**です」

「具体的には？」

「1日に必要なタンパク質が60ｇなので、それを3食に分けます。つまり、**1食で約20ｇのタンパク質を摂りましょう**」

「1日のうち、どこかで多く摂るのではいけないということですね」

「**1回の食事から吸収できるタンパク質の量には上限があり、それを超えても筋肉の合成には繋がりません**。それどころか、**余ったエネルギーは脂肪になります**。だから、こまめな摂取が大切なんです」

「それは知りませんでした」

「更年期世代は骨ももろくなりやすいです。カルシウムも大切ですが、**骨を構成するコラーゲンはタンパク質の一種**です。**タンパク質を十分に摂取することで、筋肉**

も骨も同時に強化できますね」

「今の私にタンパク質がとても大切な栄養素だと思えてきました」

「いいですね！　なぜ必要なのかがわかるとモチベーションに繋がりますよね」

これまで栄養素の吸収のされ方や使われ方なんて、考えたこともなかった。

先生からの処方箋

1回でまとめて摂っても太るだけ。タンパク質はこまめに摂って、筋肉作りを！

▼1食20g分のタンパク質を摂れる食品の目安

「タンパク質の摂取は3食でまんべんなくが理想です。**特に朝食と昼食でタンパク質が不足する人が多いので、亜紀さんも意識して加える**ようにしてください」

「朝食に魚や肉料理をするのは、私にはハードルが高そうです……」

「筋肉は合成と分解を繰り返していて、就寝中は分解が進みます。**夕食から翌日の朝食まではタンパク質が供給されない時間が長く、筋肉の分解が進みやすいんです**」

「そうなんですね……」

「朝食には卵や納豆をプラスするなど、手軽に食べられる食品を選んで、上手に組み合わせればいいですよ」

と、先生はにこやかに笑った。

「タンパク質を摂れる食品の選び方をお伝えしましょう。片手を広げてください」

わけがわからないまま、右手を広げた。

「**肉や魚は手のひらサイズを食べれば、約20gのタンパク質を摂れます。分量としては100gほど**です」

「とてもわかりやすいです」

「あとは、よりどり3足で1000円というような考え方のタンパク質選びです」

「……？」

「**1つで7gのタンパク質を摂れる食品とその分量をお伝えするので、好きなものを3つ組み合わせて食べれば、1食で20g以上のタンパク質を確保**できますよ。**卵なら1個、納豆なら1パック、豆腐は3分の1丁でおよそ100g分で、油揚げなら1枚分がタンパク質7gに相当します**」

「卵はコレステロールが高いと聞きますが、大丈夫でしょうか?」

「卵も大いに活用してください。タンパク質とはアミノ酸が結合したものですが、卵は体内で作ることができない必須アミノ酸をバランスよく含んでいます。だから、筋肉の成長に好都合です。厳密な指針があるわけではありませんが、1日2個までにするとコレステロールの問題を含めて安心ですね。ゆで卵はいくつかまとめて作っておくと便利ですし、コンビニでも購入できます」

「ツナ缶はいかがでしょう」

「いいですね。**ツナ缶は1缶で18gほどのタンパク質が含まれます**。20gには少し不足するので、そういうときに便利なのが、タンパク質を3~4g摂れる食品です。

プレーンヨーグルト100gや6Pチーズ1個で不足分をカバーできます」

「なるほど。乳製品もタンパク質が多そうですね。牛乳もよいということですね」

「牛乳も豆乳も200㎖でタンパク質を7gほど摂取できます。ただ、どちらも料理に加えるならいいですが、そのまま飲むのはやめてもらっています」

「どうしてですか？」

「牛乳にも豆乳にも糖質が含まれます。**糖質を含む液体の食品を一気に飲むと、エネルギーを余計に摂取しやすい**です。糖質を液体から摂ると、肝臓のダメージが進みやすいのです」

「そうなんですか？」

「**しっかりかむ必要がある食品のほうが腹持ちがよい**こともあります。肝臓から脂肪を落とすために空腹でつらい思いをするよりも、**満足感を得ながら進めるほうが続けやすい**ですからね」

「確かに続けることが大切ですよね」

「そのとおりです。途切れのないタンパク質摂取のために**スーパーなどで購入しやすく、手軽に食べられる高タンパク質食品の7選〝タンパク質の神セブン〟をご紹介**しましょう」

「あはは。知りたいです！」

「ではいきますね！　**1納豆、2豆腐、3ゆで卵、4サラダチキン、5ツナ缶、6さば缶、7チーズ**です。**特売日に多めに買ってストック**しておくと便利ですよ」

「順番に関係はありますか？」

「関係ありません。ただ、**大豆食品、魚、とり肉を優先する**と脂質が過剰にならず、ヘルシーですね」

「わかりました」

「魚や肉、卵などをしっかり摂ることが大切なのはわかりました。ただ、うちは夫と二人暮らしで夕飯が別々なことも多く、調理が少々面倒だなぁと。魚焼きグリルは焼くのはいいけれど、洗うのが面倒で……」

「わかります！　**魚をレンジで焼けるグリルパンも便利**ですよ。フタがついていて魚のにおいも広がりませんし、ちゃんと焦げ目もついてふっくらジューシーです。食洗機で洗うこともできますよ」

と、先生が使っているレンジグリルパンの写真を見せてくれた。

「先生、お詳しいんですね」

「スマート外来にいらっしゃる皆さんは、仕事があったり、家族の世話があったりとお忙しい方ばかりです。そうすると、何かを省略しないと体がもちません。そこで**がんばりすぎずに食べ方を変えることが肝臓をいたわる**ことになるんです」

私は何も答えられなかった。

「焼き魚を惣菜《そうざい》コーナーで購入したっていいんですよ。がんばって調理したり、ギトギトになったグリルを洗ったりすることは省略してかまわないから、**肝臓を元気にするためにしっかり味わいながら食べてほしい**。だから、私もラクをしながら肝臓をいたわる食事法を探しているんです」

先生の言葉に、炎に焼ける私の肝臓をなんとかしなくてはいけないという気持ちが強くなっていった。

先生からの処方箋

せっかくのタンパク質。かんで味わえる固形食品から摂ると体に優しい。

▼肝臓に優しい3つの飲料

「亜紀さん、もう1つ守ってほしいことがあります。普段、栄養を摂るために飲んでいるという飲料はすべてやめてください。野菜ジュースも飲むヨーグルトもゼリータイプの栄養補助食品も。**かまずに飲むものから栄養を摂ることは、肝臓の火に油を注ぐ危険行為です**」

「体のためによかれと思っていましたが……」

「確かに栄養を効率よく摂れる気がしますね。でも、**清涼飲料水やゼリータイプの栄養補助食品、エナジードリンクには、砂糖よりも甘みが強い果糖ぶどう糖液糖という糖分が含まれている**ことが多いです。飲み物でこうした糖分を摂ると吸収スピードが速く、血糖値も急上昇。エネルギーを余計に吸収しやすいんです」

「それはとても恐ろしいです」

「それだけではありません。**ゆっくり吸収されれば問題になりにくい果糖も、吸収スピードが速いと肝臓を直撃して大きな損害を与える**んです」

「……。そうなんですか。では、何を飲めばいいのでしょう？」

「**水、無糖のお茶、ブラックコーヒーは**ＯＫです。**この３つから選べば、もれなく肝臓が喜びます**」

「わかりました。よいものを限定していただけると迷わずに済みます」

「よかったです」

「スープも避けたほうがいいですか？」

「**具がごろっとたっぷり入っているものならおかずとして大歓迎。**サラサラとしたポタージュスープは積極的には飲まず、もし外食などで出されるときはスプーンで1口ずつ口に運んでください。それだけで吸収スピードが変わりますよ」

かんで食べることさえ億劫になっていた自分が恥ずかしい。

先生からの処方箋

効率のよさ、栄養密度の高さ、タイパがよいほど肝臓をいじめる結果に。

▼スロースクワットで脂肪を燃やす

「亜紀さんは筋肉を増やすことが目標です。そのためには筋肉そのものに刺激を与えること。**筋肉は刺激がないと成長せず、食べたタンパク質も筋肉に変わりません**」

「定期的な運動は難しいかなと思います」

「そうですか。どれくらいの時間なら運動できそうですか？」

「20分くらいやらないといけないのでしょうか……」

「いえいえ。1回1分から始めましょう」

「えっ、1分でいいんですか？」

「はい。**食後30分以内に1分間スロースクワット**を行ってください」

「スロースクワット……？」

「**テーブルやイスの背などに手をかけて、立ったり座ったりを10回繰り返します。立つ、しゃがむ動作を3〜5秒かけてゆっくり行うのがポイント**です」

「食後がいいのですか？」

「食前でもいいですが、**食後30分以内に行うと脂肪の蓄積を防ぐのに一番効率がいいんです**。せっかくやるんなら、効率よく結果を出したいですよね」

「はい。ちなみに、ほかの筋トレよりもスクワットがよい理由はありますか？」

「**スクワットは太ももやお尻の大きな筋肉を刺激できます**。**食事で摂取した糖を速**

やかにエネルギーとして使えて効率的なんです。だから、効率よく肝臓の脂肪化を食い止めて、脂肪を減らせるんです」

「効率がいいのはありがたいです。ちなみに毎食後ですか？」

「朝、昼、夜の毎食後です。間食をするなら、そのときも行ってください。**食べたら1分。例外を設けないことが忘れずに続けるコツ**ですよ」

「……。はい。やってみます」

「筋肉量が増えれば脂肪の燃焼エンジンが大きくなるので、脂肪肝をスピーディに改善できます」

そこまで言われたら、もうやるしかない。

先生からの
処方箋

最小の努力で最大の結果を生む
食後30分以内の1分間スロースクワット。

▼副作用なし！　効果が一生続く「極意5カ条」

「先生、食事と運動について伺いましたが、薬はどうやって飲めばいいですか？」

「昨今、脂肪肝を治療する薬の開発も進んできてはいます。でも、**薬は肝臓にとって毒にもなり得る存在**です。ですから、薬の代わりに**副作用なく効果が一生続く『極意5カ条の処方箋』**をお渡しししたいと思います」

「わかりました」

「**第1条は『1日1回体重を量《はか》って記録すること』**です。次の受診日は1カ月後になります。そのときまでに2kgの減量を目標に、**毎日体重計に乗ってください。最初の1カ月で2kg減がかなうと、あとの2カ月もうまくいきやすいんです**」

「ここ何十年、体重がほぼ変わっていないのであまり自信がありません」

「自分の体を信じてあげてください。**体重を量るタイミングは、朝起きて食事をとる前が理想**です。1日のうちで最も体重が軽い時間帯に量ることで、変化を正確に把握できます。顔を洗うタイミングで量るようにしましょう」

「記録もつけるということですね？」

「はい。次の受診時に記録表をお持ちください」

「第２条は『甘い飲み物をやめる』です。理由は先ほど説明しましたね」

「飲み物は吸収が早いので、肝臓への影響が大きいということだったと思います。

水、お茶、砂糖が入っていないコーヒーはＯＫということでした」

「そうです。バッチリです！」

「第３条は『野菜を増やす』です。**１日で両手にこんもり３５０ｇ以上**が理想です。

日頃食べている量の倍を食べる意識で取り組むといいでしょう」

「野菜が大切なのは、何となくわかります。実践できてはいませんが……」

「野菜を増やしてほしい理由はいくつかありますが、**含まれる食物繊維が糖の吸収をゆるやかにします。**だから、繊維が取り除かれた野菜ジュースではだめなんです。

生野菜に限らず、レンジで加熱した蒸し野菜やスープ、鍋などの調理法もＯＫです」

「わかりました。おすすめの野菜はありますか？」

「**タンパク質が多い野菜を優先してプラスする**といいかもしれませんね」

「野菜にタンパク質が含まれるんですか？」

「**ブロッコリーやアスパラガスのほか、枝豆、いんげんなどの豆類には植物性のタンパク質が含まれます。冷凍のものもあるので、ぜひプラス**してみてください」

「確かに！　最近は冷凍の野菜も増えていますよね」

「スマート外来では、キャベツを食べて肝臓の数値を改善してきた方がたくさんいらっしゃいます。ただ、値段が高騰することもあるようですし、手間を減らすためにも袋入りのカットキャベツを利用してもいいと思いますよ。**きのこや海藻も３５０ｇの野菜に含めてかまいません**」

「わかりました。野菜やきのこ、海藻を増やすように考えてみます」

「はい、そうですね。そして、**第４条は『精製糖質を減らすこと』**です。**減らすというよりは、適量にすると考える**といいかもしれません」

「なるほど。それで、どれくらいが適量なのでしょう？」

「**糖質は1日の上限が130g**になるように指導をしています。**1食での糖質量の目安は20〜40g**です。**ご飯の量は70g**にするとよいでしょう。お茶碗に半分くらいの量になり、糖質量は25gほどになります」

「パンでもいいですか？」

「はい。**パンなら6枚切り1枚**が目安です」

「それは守れそうです。ちなみに、主食は食べなくてもいいのでしょうか？」

「いいえ。**ご飯、パン、麺などの穀類をゼロにしてはいけません。**穀類には糖質が多く含まれますが、食物繊維やミネラルといった体に必要な栄養素も含まれます。特に**食物繊維は肝臓を元気にする〝肝活〟にとって大事な成分**です。飲むだけで肝臓にダメージを与える飲料に含まれる糖質とは考え方を分けましょう」

「わかりました。主食は量を守って食べるということですね」

「できれば、少しでも未精製の穀類に替えられるものがあるとよりよいですね」

「玄米などでしょうか？」

「玄米ももちろん選択肢の1つです。ただ食べにくいという方もいるので、少し混ぜるところからでOKです。ちなみに参考までですが、スマート外来の入院プログラムでは、白米にもち麦を混ぜたご飯を召し上がっていただいています」

「もち麦のプチプチした食感は苦手ではないので、取り入れてみます」

「**第5条が『加工食品を減らす』**です。添加物の多い加工食品を食べ続けていては、解毒作業で肝臓が休まりません。まずはスナック菓子、カップ麺を避けましょう」

「市販の春雨スープもですよね？」

「そうですね。**耐熱のカップに冷凍の洋風野菜ミックスと鶏がらスープの素、水、春雨を入れてレンジ加熱すれば、3分ほどで春雨スープを楽しめますよ**。ただ、春雨はほとんどが糖質です。**春雨を豆腐に変えればタンパク質をプラスできるので、なおよい**でしょう。何かにつけて工夫を楽しめるとよいですね」

という先生の言葉は、私がいつもチームのメンバーに言っているセリフではないか。同じ目標を目指すなら、楽しんで進められる方法を考えるようにと。

「亜紀さん、**肝臓の脂肪はつきやすいけれど、落ちやすいのが特徴**です。大丈夫、脂肪肝は改善しますよ。実際、**体重の7%を減らせば脂肪肝や脂肪肝炎が改善することが医学研究で証明されています**。亜紀さんの場合、体重58kgの7%は約4kg。4kg減量できれば改善が期待できます。次の受診日までの目標は、今日の体重より2kg減です。ぜひ、楽しみを見つけながら取り組んでください」

「はい、ありがとうございました」

理解不能だった私の肝機能の低下は、筋肉不足が原因の1つになったよう。いつもは電動自転車の力を借りる駅までの道のりを歩くところから始めてみよう。

先生からの処方箋

「脂肪肝」はわずか3カ月で改善できる!
一番先に落ちるのは「肝臓の脂肪」。

1カ月後

肝臓の仕事量は腸で決まる 腸活で肝臓を休ませる

「へえ、すごい。パスタもおにぎりもある！」

ものは試しとスマホ画面に表示された購入ボタンをタップした。受診後、タンパク質を摂れる食品を検索したら、便利そうな食品がたくさんヒットした。

高タンパク質ヨーグルトはスーパーやコンビニでもすっかりおなじみだけれど、タンパク質が20ｇ以上摂れる調理済みのパスタや、1個でタンパク質7～8ｇを摂れるおかず入りの冷凍のおにぎりなどを見つけて、興味が湧《わ》いた。

おにぎりにはもち麦も入っていて、食物繊維も摂れるようだ。糖質量は28ｇほどなので、1食30～40ｇという指針も守れる。もち麦は弾力があるので、しっかりかまないと飲み込めないのも、今の私にとっては好都合と言えよう。

正直、自分で調理をするとタンパク質が足りているのか判断がつきにくい。だから、毎食と言わないまでも、栄養価が明確なものを活用することにした。レンジ加熱すれば食べられるので、在宅時のランチに便利だ。

それでも、毎食20gのタンパク質を摂るのは難しいことに気づいた。7～8gのタンパク質を摂れる冷凍のおにぎり1個と、冷凍野菜を入れたレンチンで作る即席みそ汁に卵を落とせば、14g分のタンパク質が摂れる。お腹はこれでいっぱいだ。これ以上のおかずは難しいので、高タンパク質ヨーグルトを半分食べている。コスパを考えると、2日で1個ならよいかなと思えた。

正直、以前より食事量が増えて食べすぎではと不安になるが、食後のスクワットを〝免罪符〟に実践すること1カ月。今日は、2回目の受診日だ。

▼前向きに取り組む姿勢を褒められる

診察室に入ると、O先生は微笑《ほほえ》んでくれた。

「こんにちは亜紀さん。1カ月間いかがでしたか？」

「食事は不安なことが多かったです。スクワットは実践しました。うっかり忘れと食後に時間が取れなかった数回を除いて、食事後に行いました。忘れてしまったときは、気づいた時点で3回プラスして〝帳消し〟にするルールで取り組みました」

「おぉ、すばらしい！」

ただし、そのほかに実感することはない。体重も思うように減らなかった。だから、この後に聞かされるであろう今日の検査結果は不安でしかなかった。

「亜紀さん。体重や食事の記録もていねいで、前向きに取り組まれた様子がうかがえます。では、今日の検査結果をお伝えしますね」

「はい」

「体重は56・8kg。体脂肪率41・2%。筋肉量12・9kgです」

「先生、ごめんなさい。体重は少ししか減りませんでした」

「謝ることはありませんよ。前回よりも筋肉量が1kg増えています！　自宅で毎日確認できるので体重を基準にしていますが、**本来の目的は体重を減らすことではなく、脂肪を減らすこと**です。亜紀さんの場合、**脂肪を減らすために不可欠な筋肉量を増やすことがとても大切**です」

「筋肉量が増えたのはうれしいです」

「喜びましょう！　1カ月前より筋肉量は1kg増えているのに、体重は1・2kg減っています。亜紀さんの**体から脂肪が減っている**ということです。がんばりましたね」

褒《ほ》められることなんてあまりないので、素直に喜んでいいのか迷ったが、本心は小躍《こおど》りしそうなほどうれしかった。

「肝機能検査の結果もお伝えします。AST72、ALT87、γ-GTP71。前回よりも、数値がすべて改善しています」

「……。基準は30以下でしたよね。もっとがんばらないといけませんね」

正直、この1カ月間、私としてはがんばった。だから、数値がよくなったのはうれしいが、これ以上できることがあるのだろうか……。ALT30以下の道は遠い。

そんな不安げな様子に気づいたのか、さらに先生は言った。

「消火のプロでも、大火事に遭遇してすぐに完全に火を消すことはできません。でも、火を消す態勢が整えば、それ以上に燃え広がることはありません。ここからはあきらめずに消火活動を続けることが大切です」

「はい。ここでやめたら元に戻ってしまいますね……」

「スクワットをできなかったときも、後からでも3回プラスすればＯＫという考え方をしたことはとてもよいと思います。**毎日満点でなくていい、でも例外を設けないことが大切**です。**ゼロにしないことが継続のコツ**ですね」

先生の言葉が、下を向きそうだった私の視線を上向きに変えてくれた。

先生からの処方箋

できないからとあきらめない。

ゼロでなければ前進。

▼便秘が肝臓を疲弊させる

「さて亜紀さん。筋肉が増えれば、肝臓の脂肪化を食い止められます。その上で、次の柱を築きましょう」

「柱？」

「はい。それが**便通の改善**です」

「便秘の自覚はありますか。ただ、この1カ月はいつもよりいいかもしれません。便秘が改善すれば、その分体重も減りそうですね」

「便が出ずに腸内にとどまっていると、どうなるかわかりますか？」

「体重が減らない？」

「もちろん、それもあるでしょう。便が腸内にとどまっていると、**必要以上に栄養を吸収し続けるので太りやすくなります。**さらに怖いのは、**便が出ないと腸内に毒性物質が増えます。それが腸管のバリアを超えて血中に溶け込み、その毒にまみれ**

た血液が全身を巡る可能性があります」

「えっ？　それはとても怖いです」

「そうですね。でも、そうならないように**毒を無毒化するのが『肝臓』**です。便秘がある限り、肝臓は働き続ければなりません。それでなくても脂肪という侵入者に不法占拠されている状態で解毒作業が増え続ければ、肝臓がお手上げになるのは時間の問題です」

「……。そうなんですね」

「事実、**肝硬変の人には腸内の悪玉菌が多いこと**が知られています。だから、食物繊維は大切です。便のカサを増やし、腸内の有用菌のエサになって腸内環境を改善するのに役立ちます。**穀類や野菜、きのこ、海藻を食べましょう**」

「はい」

「それから、**有用な菌自体を摂るのも有効**です。**ヨーグルトや酒粕に含まれる『乳酸菌』、納豆に含まれる『納豆菌』、みそやぬか漬けに含まれる『ビフィズス菌』な**

どが有名です」

「発酵食品が腸活になるという話はよく聞きます」

「はい。そして、**腸活は、そのまま肝活になるということ**ですね」

「……なるほど」

「運動にも便秘改善効果があります。**スクワットは腸を刺激する動きでもあるので、便秘改善効果も期待できます**ね」

「スクワットは偉大ですね！」

便秘をあまり気にしていなかったけれど、血液が毒まみれになるとは衝撃的だった。それを解毒する肝臓にしっかり働ける環境を整えなければいけないと実感した。

先生からの処方箋

たまった便の毒は肝臓が解毒している。「腸活」は、そのまま「肝活」になる。

▼肝臓をいたわり、腸に優しいフルーツの食べ方

「先生、腸活にヨーグルトはよいと聞きます。前回のお話を伺って、飲むヨーグルトはやめています。その代わりにタンパク質摂取を兼ねて、朝食に高タンパク質ヨーグルトを食べているのですがよいでしょうか？　量はカップの半分でプレーンを選んでいますが、たまになら味変しても大丈夫でしょうか？」

「**甘みをプラスしたいなら、少量のオリゴ糖をおすすめ**しています」

「オリゴ糖ですか？　あまり使ったことがありません」

「オリゴ糖は腸内の有用菌のエサになるので、腸活に役立ちます。パッケージで成分を確認できるなら、果糖ぶどう糖液糖を含まないものを選ぶといいでしょう」

「フルーツもいいですか？」

「フルーツもヨーグルトに合いますね。ただ、食べるときは量に気をつけてください。食べてよい量は、にぎりこぶし大の80gまでが目安。それから**果糖は脂肪にな**

りやすいので、夜間は避けるのがベストです」

「食べるタイミングも脂肪化に影響するんですね」

「はい。そして、スムージーのように砕いたりしないで、皮をむいたらそのまま食べましょう」

「砕くと果糖の吸収スピードが速く、肝臓によくないからですね？」

「そういうことです。参考までにフルーツに含まれる果糖の量をお伝えしましょう。**バナナ1本で3g、りんご1個で15g、みかん1個で2g、ベリー100gで2g**です。私もヨーグルトに冷凍ベリーを加えるのが好きです」

「ありがとうございます。食べるときの参考にします」

先生からの処方箋

果物は砕かずにそのまま食べると果糖による肝障害をほとんど起こさない。

▼脂肪燃焼にも腸活にもよい水の飲み方

「亜紀さん。飲み物のルールは守れましたか？」

「はい。もともと飲みたくて飲んでいたわけではなく、栄養不足をカバーしたほうがいいだろうという程度だったので、飲まなくても大丈夫でした」

「それはよかったです」

「ただ、そもそも水分をあんまり摂っていなかったです」

「それはもったいない！　また改善ポイントを発見できましたよ。**火消しに水は必需品です**」

「水分はしっかり摂ったほうがいいということでしょうか？」

「**体の水分が不足すると便が硬くなって、便秘の一因**になります。水とアブラは相対する存在としてたとえられるように、体の脂肪を減らすのにとても重要です」

「そうなんですか。どれくらいの量の水を飲めばいいですか？」

「1日に1・5ℓの水を飲みましょう」

「スープなどの食事から摂る量とは別にですか？」

「食事から摂取するもの以外で、1・5ℓです」

「なるほど……。私にはちょっと多い気がします」

「一度に飲むわけではなく、こまめに飲んでみてください」

「こまめに？　具体的な目安はありますか？」

「朝起きたらコップ1杯200mℓ、そのほかに午前中で500mℓ、午後に500mℓ、入浴前後にコップ1・5杯300mℓの水分摂取をするのが理想です」

水は盲点《もうてん》だった。体重が増えないように水分摂取を控えたいと思ったのもある。

そして、先生は続けた。

「**〝プレローディング〟**を習慣にするとよいですね」

「プレローディングって何ですか？」

「プレは〝事前〟、ローディングは〝補給〟を意味します。要は、**食事の直前にコッ**

プ1杯の水を飲む方法です」

「それで肝臓の脂肪が減るんですか？」

「はい。食事で体内の塩分濃度が上がると、体は水分不足と判断して飢餓《きが》状態のアラートが出ます。すると、飢餓に備えて脂肪をため込もうとするシステムが働くのです。人間の体は実によくできているのです」

「それは知らなかったです」

「**水を飲むことで一時的に代謝がアップして、エネルギー消費が増える**ことも明らかになっていますね」

「水を飲むだけで、体が変化するんですね！」

「そうなんですよ！　**胃腸が冷えると消化・吸収力が落ちるので、常温か白湯《さゆ》をおすすめ**しています」

「食前の水分摂取を取り入れてみます。仕事中も集中すると水分を摂るのも忘れがちになるので、意識しなくちゃいけませんね」

「そうですね。**仕事中のリフレッシュにもなる**と思いますよ」

「はい」

「では、今日お伝えしたことを実践してもらえれば、肝臓の消火活動は加速するはずです。次回も1カ月後にお待ちしていますね。目標は2kg減です」

「はい。よろしくお願いします」

そう言って診察室を出たが、私にとって厳しい1カ月になることは想像がついた。

というのも、3月末は会社の決算で仕事量がいつも以上に増える。

事実、この受診中にもCCメールを含めて80通ほどのメールが届いている。

先生からの処方箋

食前の水分摂取で体脂肪が減る。1日1・5ℓをこまめに摂取。

2カ月後

年齢だからとあきらめない足りないものは食事からプラス

予想どおり、2度目の受診の頃から業務量が増え、出社日も増えている。ひっきりなしに飛び交うチャット画面を確認しながら、黙々と自身の仕事をこなす。

そんな私には、2つの相棒ができた。

1つ目の相棒が「ウォーターボトル」だ。

仕事の合間に手を伸ばしては水を飲み、フタをしてから静かにデスクに置く。

そして「ふぅ〜」と大きくため息をつき、視線をパソコンのモニターに移す。

ため息をつくと〝幸せが逃げる〟なんていうけれど、仕事に集中していると本当に呼吸をすることを忘れそうになる。だから、自然と出るため息が呼吸の大切さを強制的に思い出させてくれるんだと思う。

水分は意識して摂るようしている一方で、ランチも夕食も時間帯はバラバラだし、思うような食事メニューにならない。

だから、もう1つ相棒を作った。「スープジャー」だ。

冷凍野菜を使うと野菜の細胞組織が壊れて短時間で火が入るし、味も染みやすいとSNSで情報を得たのが始めたきっかけだ。スープがあれば出社時におにぎりを1個購入すれば、タンパク質20gが摂りきれるとは言えないまでも、20gに近づけた食事ができる。

「ゼロでなければ前進」とおっしゃっていたO先生の言葉が助けになっている。

そして、職場でもスロースクワットを実践している。

最初のうちは恥ずかしかったが、昨今は健康管理をできる人はカッコいいという風潮がある。100均のチューブなどを持ち込んでストレッチをし始める社員もいるので、さほど人の目が気にならない。

そして、もう1つ始めたことがある。せっかく出社するのだから、往復の時間を運動にすれば時間効率がよい。駅から自宅までは歩いて15分ほどの距離。朝は速歩きを意識し、帰りは翌日分の水2ℓを購入して帰る。これがほどよくキツくて、うってつけの筋トレタイムになっている。

決してていねいな暮らしではないし、映《ば》える食事でもカッコいいトレーニングでもない。ただ、老化が気になる日々のなかで、筋肉を育て、肝臓を若返らせるという一縷《いちる》の希望が私を支えてくれている。

そして今日、私は3度目の受診に向かう。

▼筋肉が増え肝機能の改善スピードが上がる

「亜紀さん、こんにちは。体調はいかがですか?」

私は正直に話した。

「この1カ月、仕事が忙しくて食事は手を抜くことばかり考えていました。反省ばかりです。普段はあまり欲しくならないのに、ちょっとトラブルがあった日はコンビニでエクレアを買って食べてしまいました。でも、火消しは続けたいと思って、水を飲むこと、スクワット、タンパク質量を確保することは守ったつもりです」

振り返ると悔《くや》しい気持ちがあふれ、なぜか早口になった。

先生はそんな私の顔を見て、ゆっくりと語りかけてくれた。

「忙しくても真剣に取り組まれたことがわかりますよ。今日の計測では体重56kg、体脂肪41・1%。筋肉量14・1kgでした。前回よりさらに筋肉量が増えていますね」

「体重はやっぱり減りません。でも、筋肉量が増えたのなら大丈夫でしょうか」

「はい。脂肪の重さが1立方センチあたり約0・9gなのに対して、筋肉は1立方センチあたり約1・1gと比重が重いんです。**体重が変わらなくても、筋肉が増えて、脂肪が落ちていれば痩せているということ**です」

「そうなんですね。私も体重だけで一《いっ》喜《き》一《いち》憂《ゆう》することはやめます」

「そうですよ。筋肉をしっかり育てている亜紀さんに拍手です。体はクルマのようなものです。通常、クルマのエンジンが大きくなって、搭載される荷物が少なくなれば、坂道でもラクに登れますね。それと同じように、**体のエンジンである筋肉が大きくなって、荷物である脂肪が減ると、体はスムーズに動きます。肝臓から脂肪も落ちます**」

「だとよいのですが……」

「はい。血液検査の結果もAST38、ALT40、γ-GTP31。数値も前回よりはるかによくなっています。肝炎が改善しています。**肝臓の再生力を信じましょう**」

先生からの処方箋

筋肉はエンジン。脂肪は荷物。エンジンを大きく、荷物を小さくして快走！

▼ファイトエストロゲンで筋肉の育成をフォロー

「そのほかに気づいた体の変化などはありますか？」

「冷えを感じにくくなった気がしています」

「**筋肉の収縮に使用されるエネルギーの多くが熱となり、体温を上昇させます。**筋肉が熱を生むことで、体は余計なエネルギーをため込まずに済むわけですね」

「そうなんですね」

「冷えが改善したと体感できるのはうれしいですね。まさに、**筋肉が増えて基礎代謝が上がっている証拠です**」

「基礎代謝ですか？」

「はい。**基礎代謝とは、私たちが生きていくために最低限必要なエネルギー代謝のこと**です。安静状態での呼吸や心拍、体温維持、細胞の修復などに消費されるエネルギーで、**基礎代謝量が最も多いのは肝臓と脳**なんです。そして、**それに次ぐのが筋肉。**つまり、**筋肉が増えて肝臓も元気になれば、特に活動をしていない時間を含めてエネルギーを消費できるので、太りにくくなれる**のです。寝ている間も含めて、24時間エネルギーを使えるということです」

「それはすごいです！」

「そのためにも、さらなる筋肉量アップを目指しましょう。以前、歳を重ねることで筋肉の合成能力が低下するとお話ししました。女性の場合、さらに**筋肉のタンパク質の合成をサポートしている女性ホルモンのエストロゲンが減ることで、筋肉量の減少が加速しがち**なんです」

「歳には勝てないということですね」

「抗《あらが》えない面もありますが、違った方向からフォローすることはできますよ」

「そうなんですか？」

「**エストロゲンに似た構造の成分を食事から摂取することが1つの手。『ファイトエストロゲン』といって、植物の中にこうした成分を含むもの**があるんですよ」

「それ、知っています。大豆イソフラボンですよね？」

「大豆イソフラボンもその1つです。**納豆、豆腐、油揚げなどの大豆食品から摂ることができます。そのほかに、ブロッコリーや亜麻仁油などにも含まれています。**

ファイトエストロゲンを摂ると、お腹の脂肪も落ちやすくなりますよ」

「何ごともあきらめてはいけないのですね！　わかりました」

先生は微笑みながら、ゆっくりとうなずいた。

先生からの処方箋

40歳を過ぎた女性は毎日食べよう、植物由来の「ファイトエストロゲン」。

▼肝臓をいたわるタイパ術

「話は変わりますが、先生にお礼を伝えたいことがありまして……」

「何でしょうか？」

「先生に教えていただいたレンジで焼けるグリルパンが便利で、重宝しています」

「それはよかったです」

「冷凍で購入した鮭やさばがおいしく焼けます。あと、片付けが面倒だから魚料理を避けていましたが、今はむしろラクに感じるほどです」

「時短がかなう分、食べる時間をゆったり持ってくださいね」

「はい。自分で食べるものを選んでいると思えるようになって、食事がほんの少しですが面倒なものではなくなりました。でも、やらなくてはいけないことが重なると頭が回らなくなります」

「私もマルチタスクは苦手です。ただ**何かの用事で出かけるときには、もう1つ一緒にできることはないか確認する**ようにしています。あとは**優先順位をつけて、やる順番を決めるようにはしています**ね」

「私は最近、駅までの道のりを運動時間にしました。速歩きしたり、2ℓの水を持って歩いたりするだけで、わざわざ運動する時間を取らなくてもよく、ちょっと得していると思えるようになりました」

「それはすばらしいです！　**運動する時間がないというのは、思い込みが大半**ですね。そういう制限を外して時間を効率よく使えば、肝臓のためになりますよ。それこそが亜紀さんにしかできない、肝臓の守り方ですね」

「そう言っていただけるとうれしいですが、最近、集中できる時間が短くなっていて、自分のためでもありますね（笑）」

「亜紀さんはとても向上心のある方でいらっしゃいますね」

「いいえ。肝臓が炎上していることからの危機感です。でも、このタイミングで健康への取り組みを始められてよかったと思っています」

「そうですね！　では、ほかになければまた1カ月後にいらしてください」

先生はにこやかに見送ってくれた。

先生からの
処方箋

時間を上手に管理して
肝臓と自分の心をケアする時間を守る。

3カ月後

ＡＬＴが正常値になり肝炎の治癒まであと一歩！

「あと20秒だな……」

夫が電子レンジをのぞき込んでいる。凝《こ》り性の夫は、魚の大きさや脂ののり具合から、ベストな焼き加減を探っているようだ。

チン♪と加熱終了の合図があり、再びレンジを覗くと今度は満面の笑み。

「ジュージューいってうまそうだ。焼き立てを食べよう！」と言って、レンジで焼いた塩さばを食卓に持ってきた。待っている間に、大根はすりおろしておいた。大根をおろすことも面倒な作業でしかなかったが、腕の力が必要な筋トレタイムだと思えばやりがいになった。

今日は、夫が食事作りを担当する日。

すべてうまくいっているわけではないけれど、共働きである以上、家事も分担すべきという当たり前のルールをより明確にできた。これまでも、夫なりに家事をやってくれていたけれど、お互いに面倒なことには気づかないふりをしがちだったのだ。私の肝臓のこともそうだ。時間に追われて、体の異変に気づかないふりをした。

でも、やるべきことはやったほうが気持ちがいい！

そうこうしているうちに、4度目の受診日がやってきた。

▼3カ月で肝機能も筋肉量もアップ

「亜紀さん、こんにちは。この1カ月はいかがでしたか？」

「体重は変わりませんが、体感としては体が軽くなっています。陽気もいいので、自宅勤務の日にも水の購入を理由に少し外出しています。それが気分転換になって、帰宅後の仕事のスイッチが入りやすい気がしています」

「それは、いい流れですね。**太陽光を浴びると体内で作られる『ビタミンD』は、**

脂肪肝の改善にも効果があるビタミンなんですよ」

「そうなんですか！」

「では、結果をお伝えする前に、もう一度、これをやってみてもらえますか？」

といって、先生は例のやつを差し出した。

今回は先生に促される前にイスから立ち上がり、右手でそれを力の限りに握った。

「握力は24kg。成果が出ていますね！」

「うれしいです！　毎日2ℓの水を持ち歩いた甲斐《かい》がありました」

「では、計測結果からお伝えします。体重は55・7kg。初診時より2・5kg減っています。体脂肪率39・5％。ついに30％台に突入しましたよ！　筋肉量は15kg。初診から3kg以上増量に成功しました。亜紀さんが毎日運んだ2ℓの水のペットボトル1・5本分も、体の中に筋肉が増えたんですよ。サルコペニアの水準も脱しました。すごいことですよ！」

増えた筋肉量を水に置き換えて説明してくれたおかげで、体の変化を想像しやすくなった。

「肝臓の数値はＡＳＴ36、ＡＬＴ27、γ-ＧＴＰ23。ＡＬＴが30以下です」

驚きで私は声を出すことができなかったが、先生は続けた。

「亜紀さん、やりましたね！　亜紀さんの肝臓はもう焼け野原ではありませんよ。これまでにお伝えしたように、**肝臓は再生力の強い臓器**です。だから、きちんといたわっていけば維持できるはずです。念のため、3カ月後にまた受診してください」

「はい。本当に3カ月で肝臓がよくなるんですね。とてもうれしいです。先生、ありがとうございました」

私には芽吹き始めた肝臓が目に浮かび、目頭が熱くなった。

先生からの処方箋

筋肉も肝臓も裏切らない。

「ふぅ〜〜〜。あぁ、気持ちいい〜」

自転車から降りてスタンドを立て、周りの景色を眺めながら大きく両手を伸ばして深呼吸をする。同じ呼吸なのだろうが、慌ただしい仕事中につくため息とは違う。

そして、持参しているウォーターボトルの水を飲みながら優しい風を感じる。

実は、電動自転車からノーマルな自転車に乗り換えた。買い物にも都合がよいママチャリではあるが、週末はほどよく勾配《こうばい》のある道を走り、お気に入りのこの場所で休憩をするのが楽しみな時間になっている。

先日、3カ月ぶりにO先生の診察を受けた。体重は54kgになり、軽度の肥満から標準レベルになった。体脂肪率も28・7%と30%台を切ることに成功。

そして、肝機能の数値はAST26、ALT21、γ-GTP20とすべて基準値に。O先生からも肝炎はなく「健康な肝臓」だと説明を受けた。

肝炎の診断を受けてから、肝臓をいたわる食事や運動の知識が増えた。

同時に、自分には余裕がないと思い込んでいたことが生活だけでなく、肝臓を苦しめていたことに気づいた。何かするときにはもう1つできることを探す、スキマ時間を大切にする、仕事時間を区切ることで時間に余裕を持てるようになった。

そうして生まれた時間は、自分の体のために使うことができている。

若い頃は何もしなくたって、体が勝手に修復をしてくれていた。

それが当たり前で気づきもしなかった。

でも、今は違う。

いつだって私が私の体をチェックし、手をかけてケアする必要がある。

でも、手をかけた分、体は応えてくれることを知った。

筋肉が少なすぎて肝炎になるなんて話を聞いたこともなかったけれど、この経験はきっと今後の人生の糧《かて》になってくれる。

「さぁ、もうひとっ走りGO！」

亜紀さんの **ダイエットのポイント**

痩せるとは、体重ではなく脂肪を落とすこと。
体脂肪率を減らし、筋肉量を増やす。

タンパク質は３食×20ｇが基本。
こまめに摂って、筋肉量を増やす。

牛乳や豆乳はそのまま飲むと糖質が多い。
タンパク質は固形食品から摂る。

ブロッコリー、アスパラガス、枝豆などの
タンパク質を含む野菜がおすすめ。

筋肉は刺激を受けて育つ。
食事と１分間のスクワットはセットに。

食前に飲むコップ１杯の水が
脂肪の蓄積を防ぎ、代謝を上げる。

「腸活」は「肝活」に繋がる。
食物繊維、発酵食品の腸活食材を積極的に。

ケース
2
中川由美さん（42歳・女性）

間違ったダイエットから脱却 6kg減で脂肪肝が改善！

プロローグ

あぁ、これで7本目……。全部だめだ。

お風呂上がりの熱気がこもるリビングに、除光液のツンとしたにおいだけがむなしく広がった。

「お母さん、どうしたの？　今さら、ネイリストにでもなる気……？」

「違うわよ。明日、高校時代の部活仲間と久しぶりにランチ会なの。せっかくだしマニキュアでもと思ったんだけど、全部固まってたよ。やっぱり普段から使っていないと、すぐだめになっちゃうね」

この春で中学2年になった娘は残念なネイル瓶を遠目に見つつ、ギリギリになって間に合わせようとするからだよ、ときつい一言を残して自室へ入ってしまった。

まあ、しかたない。

でも、この日に向けて準備してきたこともある。ふくよかになっている体型と重力に逆らえていない顔のむくみをちょっとはましにしたいと、朝食を玄米シリアルやバナナスムージーにしたり、いつもより多めに野菜ジュースを摂ったりしてきた。やっぱり白米のほうがおいしいけれど、ご飯に雑穀《ざっこく》を混ぜたりして、少しでも体によいものをと心がけてきた。

それから家族にはナイショにしているが、脂肪を落とすとかいうサプリメントが初回限定で45％オフだったので、購入して飲んでいる。さすがに、ＣＭのビフォーとアフターの映像を鵜呑《うの》みにするほどおめでたくはないつもりだが、それでも一縷《いちる》の望みをこのサプリに託《たく》す私がいる。

翌日、ドライフルーツ入りシリアルにヨーグルトをかけた朝食を食べ、家を出た。

「久しぶり～。元気？　今、何してんの？」なんて声が、あちこちで交わされている。

当時、私は女子校でバドミントン部に所属していた。

「おっ、由美？　久しぶり。たまにはラケット振ってる？」

「え～全然だよ。涼子は変わらないねぇ……。同い歳とは思えないよ」

こうして始まったランチ会。

ランチメニューは、メインを5品から選べるようだ。今日まで食事を我慢してきた自分へのご褒美《ほうび》に、大好きなグラタンをチョイス。ドリンクは、ビタミン補給になるからブラッドオレンジジュースにしよう。

青春をともに過ごした仲間との再会は、一瞬で高校時代にタイムトリップさせてくれた。とはいえ、やはりみんな40歳を過ぎてそれなりに見た目に変化もある。でも、ここまで太ってしまっているのは私だけだ。みんな大人だから、私の見た目についてはは触れない……。けれど、明らかに感じる、「太ったよね」という視線を。

ささくれのあるガタついた爪を見ては、やっぱりネイルをしてくれればよかったと思った。このまま老け込んでいくのかと老化への漠然とした不安を感じながら、「今度の幹事は、早めに日程を決めてね。みんな忙しいんだから〜」と笑顔で別れた。

そして、その翌週、私の肝臓によくない異変が起きていることを知らせる健康診断の結果が届いた。

初めての受診

体によいと思っていたものが実は肥満の原因だった！

出産後に痩せにくくなった。

体重が増えている自覚はあったので、今年も「肥満気味」と指摘されているんだろうな……と、健康診断の結果を見た。案の定、身体計測検査の項目は「判定C」。日常生活に注意して、年1回の健診を受けるようにとのことだった。

でも、今年はそれで終わりではなかった。

肝機能検査が「判定E」。精密検査を必要とするので、医療機関を受診するようにと注意喚起されていた。

夫に話すと、お酒は飲まないのに何でだろうと、不思議そうにしていた。

そして、肝臓専門医の食事による減量指導が受けられる「スマート外来」の存在を知り、受診することを決めた。

緊張している私を迎えてくれたのが、O先生だった。

「こんにちは。中川由美さんですね。最初に、由美さんの肝臓の状態を見せてもらいたいので、超音波検査をします。こちらに仰向けになってください。暗いところですみませんが、少しの間、我慢してくださいね」

そして、ひんやりとしたジェルが塗られ、検査機器が私の胸の下の辺りを何度も往復した。先生はモニターの中の白黒の映像をじっくり見ている。

妊娠中もよく超音波検査で子どもの成長過程を見せてもらったが、黒と白の世界は素人の私にはよくわからない。

これで、私の肝臓の状態がわかるのだろうか……と不思議に思っていると、

「ご苦労さまでした。これで超音波検査は終わりですので、衣服を整えていただいてから少しお話をしましょう」

と先生は言った。

▼肝臓は〝沈黙の臓器〟

「改めまして、由美さん。ご気分はいかがですか？」

「少し緊張していますが、よろしくお願いします。私、お酒なんてほとんど飲まないんです。だから、肝臓が悪いという結果が出てもピンとこなくて……」

「そうでしたか。最初に肝臓がどんな働きをしているかお伝えしてから、由美さんの肝臓の状態についてご説明しましょう。まず、肝臓の場所はわかりますか？」

えっ。腹部の臓器のイラストは見たこともあるし、肝臓の形も何となくわかる。でも、自分の体のどの辺にあるのか自信を持っては答えられない。

ときどきキリキリしたりすることもあるし……。

「この辺ですか？」

と、左胸の下のほうに両手を重ねてみた。

すると先生は、両手をそのまま右脇のほうにスライドさせるように促した。

「そう。そこです。由美さんのために毎日がんばっている肝臓はその下にあります。ちなみに、先ほど示された場所には胃があります」

「あはは、お恥ずかしい。キリキリ痛むことがあったので、肝臓かなと思ってしまいました……」

「気にしないでください。肝臓の位置を自信を持って言い当てられる人は、そんなに多くありませんよ。それに、今知っていただけたので、これからココを大事にしていけばいいんです。ついでなので、もう1つ。ダメージを受けていても、肝臓自体には痛みを感じる神経がないので、痛いということはないんですよ」

ごめん。思わず、心の中で肝臓に謝った。肝臓の場所なんて気にしたことなかった。それに、肝臓って痛まないんだ……。そして、先生は肝臓について説明を続けた。

一般的な肝臓のサイズは左右に25㎝、前後と上下に15㎝ほどで、体重の約2%、1～1・5㎏の重さがあって、脳よりも重く、人体最大の臓器なのだそうだ。

1ℓの牛乳パック1本分もの重さがあるんだから、今、私の手のひらの下にある肝臓は、確かに大きな臓器だと想像ができた。

「もう、手は外していいですよ」

そっと外した手に、肝臓のぬくもりだけは残った。

赤みが強い印象のとおり、肝臓は血流の多い臓器だそう。肝臓自身が働くための酸素を補給する「肝動脈」と、**小腸や大腸から吸収した栄養素や毒素を含んだ血液を集める「門脈《もんみゃく》」という、肝臓にしかない血管系がある**そうだ。肝臓は、驚異的な再生能力を持っていて、正常な肝臓なら手術で7割を切除しても3カ月で元の8〜9割の大きさに戻るとのことだった。

「肝臓の働きでご存じのことはありますか？」

「アルコールの分解……とか、でしょうか？」

「正解です。アルコールのほかに、**薬物や毒物などの有害物質を無害な形に解毒したりもします**」

肝臓は体をデトックスする臓器だと、何となく聞いたことがある。

「そのほか、肝臓にはいろいろな働きがあるのですが、**吸収した栄養分を体内で使える形に分解したり、合成したりして作り替える臓器**と言っていいでしょう。**食事で取り込んだブドウ糖をグリコーゲンや中性脂肪に変えて貯蔵して、必要なときに再びブドウ糖に戻して放出させたり**、脂肪の消化吸収を助ける胆汁《たんじゅう》を作ったりするなど、**〝体の化学工場〟**なんて言われる臓器なんです」

その肝臓が、私は悪いのか……？　やっぱり、まだわからない。

「肝臓って、英語で何て言うかご存じですか？」

「レバーですか？」

「そうです。肝臓は英語で『ｌｉｖｅｒ』と書くように、『生命』そのものなんです。長々と前置きをしましたが、由美さんにお伝えしたかったのは、肝臓は代えがきかない大事な臓器だということなんです」

「それは何となくわかってきました」

「そして、肝臓は弱音を吐きません」

「えっと……。どういう意味でしょうか？」

「由美さんには何でも話せる、弱音を吐けるご家族や友人はいらっしゃいますか？」

うーん。なかなか難しい。

昔は親に何でも話すタイプだったけれど、さすがに結婚してから私のことで親に心配をかけたくないし。夫は仕事で忙しい毎日だし、休日もゴルフ三昧《ざんまい》だ。娘に至っては、口ごたえが多くて会話にもならず……。友人たちにもそれぞれ家族があって気をつかってしまうし、パート仲間にちょっぴり家庭での愚痴を言える程度だ。とはいえ、そこまで深入りしてほしいわけでもないから、ほんの最初の部分を「大変よー」と大げさに言ってみせているだけかもしれない。

「なかなか正直に話せる相手はいないので、我慢の連続です」

と、笑ってみせた。

「では、由美さんは肝臓の気持ちがよくわかる人ですね」

私の頭の中の混乱をすべて理解したように、先生は話を続けた。

「疲れとか、痛いとかっていう感覚は、体からの重要なサインです。でも、**肝臓は壊れ続けていても痛みを訴えない**。とても我慢強いんです。〝沈黙の臓器〟という異名を持つほど、耐えて耐えて。**何らかの自覚症状が出るときには、かなり進行してしまっていることが多いんです**」

このとき、肝臓は私の友人のような感覚になった。

先生からの
処方箋

肝障害を放置しないで！
ゆっくり進行するから、末期までほとんど無症状。

▼食べすぎ、肥満が原因の〝脂肪肝〟

「由美さんの肝臓についてお伝えしましょう。先ほど超音波検査で確認させてもらいましたが、由美さんは**高度な脂肪肝です**。**肝臓の細胞内に脂肪が異常に多い状態**

です。気を悪くしないでほしいのですが、フォアグラをご存じですか？」

「えっ、はい。フランス料理で食べるガチョウの肝臓のことでしょうか。世界の三大珍味の1つだったと……」

「そうです。フランス語で『フォア（ｆｏｉｅ）』は肝臓で、『グラ（ｇｒａｓ）』は脂肪のこと。文字どおり『脂肪肝』を意味します。フランスの伝統的な生産方法では、ガチョウを飼育小屋に入れ、**消化がよいように軟らかく蒸したとうもろこしを強制的に胃に詰め込む作業を1日3回繰り返す**そうです。エサは1回250ｇから始め、500ｇになるまで増やします。**すると、肝臓は1カ月で脂肪肝になり、最終的には10倍という大きさになるんです**」

めったに食べることはないが、もったりとした食感が口の中でとろける、おいしいあのフォアグラが、私のお腹に収められているというのか。

肝臓に対して抱いた親近感が、一気に離れていきそうだった。

「フォアグラの作り方を私たちに置き換えると、脂肪肝になる3つの要因が浮かび上がります。**①運動しないこと、②空腹感がなくても食べること、③多量の穀物を食べることです**。**この条件がそろうと、人間ももれなく脂肪肝になります**。由美さん、心当たりはありませんか？」

「これといった運動はしていないです。空腹感がなくても食べている意識はありませんが、勤務しているスーパーでお弁当をいただくことがあって、ご飯が多いと思いながらも食べきってしまうことはあります。よくわからないのですが、脂肪肝は病気なんですか？　それとも、単に肝臓に脂肪が増えている状態なのでしょうか？それから、私はお酒は飲みませんが……？」

疑問がたくさんで、矢継ぎ早に質問をしてしまった。

「先ほどお伝えした3つの条件にお酒は入っていません。**お酒が脂肪肝になる絶対条件なのではなく、過剰な栄養摂取だけで起こります**。脂肪肝の正式名称は『代謝機能障害関連脂肪性肝疾患』と言い、肝臓の中に脂肪がたまることによって肝臓に障害が引き起こされる、**治療の必要がある病気です**」

やっと理解できた。お酒を飲まなくても肝臓に脂肪がたまって働きが悪くなる、〝脂肪肝〟という病気に、私は罹患中ということのようだ。

「脂肪肝の罹患者は国内に約３０００万人以上いて、このうち10〜20％の人に脂肪肝炎という炎症が認められます。**『ＭＡＳＨ（マッシュ）』と呼ばれるこの病態を放置すれば、５年間で20％程度の割合で肝硬変に進行します**。こうなると再生能力の高さを誇る肝臓であっても元には戻りません。だから、すぐにでも改善の道を進むべきなんです」

先生の眼差《まなざ》しは真剣だった。

「血液検査の結果はＡＳＴ58、ＡＬＴ１２１、γ《ガンマ》-ＧＴＰ48なので、由美さんはすでに脂肪肝炎が起きている状態です。今後、この数値を下げることを目指します」

ＡＳＴ、ＡＬＴ、γ-ＧＴＰは肝臓に多く存在する酵素で、肝臓などの細胞のダメージを示す指標となるそうだ。この酵素自体が問題ではなく、肝臓がダメージを受けると血液中に放出されるために血液検査で高値を示すことがアラートになる。

ＡＳＴは心臓や肝臓、骨格筋、腎臓、赤血球中に多く存在し、アミノ酸の代謝に関わる酵素。同様に、**ＡＬＴもアミノ酸の代謝に重要な役割を果たす酵素で、ＡＳＴもＡＬＴも基準値は30以下だ。30以上のときは、肝細胞が壊れて血中に酵素があふれているのだという**。

「私は、ＡＬＴの数値が高いんですね」

「ＡＬＴは体のさまざまな場所に存在するのですが、その多くが肝臓です。ＡＬＴがＡＳＴよりも高値の場合は、脂肪肝や炎症があるとの判断になります」

γ‐ＧＴＰは肝臓の解毒作用に関係する酵素で、肝臓や胆管《たんかん》の細胞がダメージを受けると血液中に流れ出てくるそう。女性の基準値は30以下。先生は続けた。

「γ‐ＧＴＰが高い場合に疑われるのが『アルコール性肝障害』です。しかし、由美さんのようにお酒を飲まない人がなる『代謝機能障害関連脂肪性肝疾患』でも高値を示します。最近はアルコールによるものより、食べすぎ、肥満が原因になっている脂肪肝が増えているんです。もっと具体的に言えば、**〝糖質の摂りすぎ〟が脂肪**

肝の原因である可能性が高いのです」

唐突に先生の口から出てきたのが、「糖質」というワードだった。

先生からの
処方箋

フォアグラを作るのは、蒸したとうもろこし。過剰な糖質だけで肝臓は脂肪化する。

▼最初の1カ月が肝心「マイナス2kgの法則」

「『スマート外来』に来てくださったということは、きっと今の生活を見直して、体をよくしたいという強い思いを持っていらっしゃるのだと思います。由美さんの〝**肝臓をいたわる食事**〟について、一緒に考えていきましょう。そのためにも、由美さんの普段の食事や体についての困りごとを教えてください」

何だか、全身の緊張がほどけた不思議な感覚にとらわれた。

「私には中学2年の娘がいます。出産後すぐは、母乳育児だったからか産前よりも体重が減る時期があったんです。だから、出産も悪くないな……とも思っていました。でも、その後は太るいっぽうで、今は出産前より12kgほど増えてしまいました。だからといって、何もしてこなかったわけではありません。私の体型のことだけではなくて、家族にも健康でいてほしいから、朝食は野菜とフルーツを使ったスムージーにしてみたり、ご飯に雑穀を入れて炊いてみたり。野菜不足を改善しようと野菜ジュースを飲んだり、腸活になるのでヨーグルトを食べたりすることも欠かさないようにしています。でもだめなんですね。その結果が、脂肪肝だなんて……」

話しながら、急に涙がにじんできた。私、何で泣いてるんだ。

「由美さんは、とてもがんばられてきたのですね。だめなことなんて1つもありませんよ。今日からできることは、由美さんの肝臓をいたわること。継続すれば、由美さんの脂肪肝は必ずよくなります。大丈夫です」

先生の言葉はありがたかったが、不安が勝っていた。

「脂肪肝をよくするお薬をちゃんと飲めば治りますか？」

「脂肪肝を単独で治すことのできる薬は、今のところありません。でも、薬よりはるかに効果のある方法があります。毎日の食事を変えることです。**肝臓をいたわる食事は、脂肪肝だけでなく、糖尿病や脳卒中《のうそっちゅう》といった生活習慣病の予防にもなる**のです。ただ、実践するのは由美さん、あなたです。ほかのだれでもありません」

と先生はおっしゃった。

「ここからが本題です。脂肪肝の改善には減量が欠かせませんが、由美さんは、体重を何kg減らしたいですか？」

今の私は、身長158㎝で体重が66kg。体脂肪率は34％、BMIは26・44。

そりゃ、産前の姿に戻れるなら戻りたい。思い切って素直な気持ちを答えた。

「12kg痩せたいです」

「では、3カ月で5kg減量しましょう」

えっ。先生ぇー、人の話聞いていましたか？　と思わず、心の中で突っ込んだ。

「5kg減らせば、脂肪肝は改善します。脂肪肝で肥満がある人の場合、**体重の7%を目標に減量し、それから標準体重を目指していくことを勧めています。**由美さんの体重は今66kgなので、マイナス4・62kg。つまり5kg減らせば、**肝臓から脂肪が落ちて、肝臓の炎症も改善します**」

まあ、5kgだって落ちればありがたいことには変わりないが……。でもどうやって？ 5kgなら食事をちょっと我慢すれば減量できるのだろうか。これまでいろいろ試してもムリだったのに……。

そんな私の心を見透かしたかのように、先生は続けた。

「12kg減らしたいという希望はわかりました。でも、**急激《きゅうげき》に体重を落とすと体への負担が大きく、リバウンドの原因になりかねません。1カ月の減量は、体重の3%以内にとどめましょう。**成功の秘訣《ひけつ》、『マイナス2kgの法則』をお教えします」

「マイナス2kgの法則……ですか？」

「最初の1カ月は2kgの減量を目指しましょう。私たちの外来には、**1カ月目に2**

kg減量できた方のほぼ全員が、3カ月で5kg減を達成できたというデータがあるんですよ。何事も最初が肝心ですね。ちなみに、肝心という言葉は、『肝臓』と『心臓』が重要な臓器だということが語源です」

先生からの処方箋

1カ月目にマイナス2kgを達成できた人は、3カ月でマイナス5kgを達成できる。

▼肝臓から脂肪を落とすには糖質を減らす

「では、由美さん。1カ月で体重を2kg減らすために、どうしましょうか？」

「食べる量を減らす……ことでしょうか」

「脂肪肝の改善に、体重を落とすことは有効な手段です。でも、**痩せるために食事制限をする**という考えはやめましょう。痩せて見た目がほっそりすることが、今の由美さんの目標ではありません。**大切なのは肝臓をいたわること**。肝臓をいたわる食事に変えれば、肝臓から脂肪が減ると同時に、減量もかないますよ」

「肝臓をいたわる……んですね。肝臓の脂肪を減らす方法、知りたいです。肉の脂《あぶら》や揚げ物を減らせばいいんでしょうか？」

先生は、肝臓にたまる脂肪の正体について説明してくれた。

「肝臓にたまる脂肪のうち、食事から摂った油や肉や魚などの脂が直接影響するのはわずか14％にすぎません。残りの86％は、体についている皮下脂肪と内臓脂肪が溶け出した脂が60％で、**糖質から肝臓で合成される脂肪が26％です**」

また「糖質」だ。だから、わからない。

「先ほども糖質とおっしゃっていましたが、糖質って体の中でエネルギーになって使われるんではないんですか？　脂肪との関係がよくわかりません」

「おっしゃるとおりで、糖質は私たちが活動するために重要なエネルギー源になるものです。でも、**体の中で糖質が増えすぎると、肝臓はそれを中性脂肪という形で**

ため込むんです。いざというときのために」

「いざというとき……？」

「飢餓《きが》状態になったときです。人間だけでなく生き物は飢餓状態に陥ったときにいかに生き延びるかという情報が遺伝子に組み込まれているんですね。だから、食料に困ってもすぐ死なないように、今は使わない分の糖質を肝臓に貯蔵しているんです。でも、実際どうですか？　私たちは1日に3食しっかり食べ、飢餓に苦しむ状態になんてなりません。むしろエネルギー源を摂りすぎなんです」

「てっきり脂肪になるのは、肉とか脂なのかと……」

「そう思うのもムリはありません」

先生からの処方箋

肝臓にたまる脂肪は食べた「脂」からではない。
脂肪に変わりやすい「糖質」を減らそう！

▼健康飲料が脂肪肝の元凶だった

「じゃあ、糖質が多いものを減らせばいいんですね！」

「そういうことです。肝臓をいたわるというのは、食事自体を丸ごと制限するのではなく、肝臓に悪影響を与える食事を減らすことなんです」

「具体的にはどうしたらいいですか？」

「まず飲み物から見直しましょう。〝砂糖水〟をやめることです。**食べ物よりも、飲み物のほうが圧倒的に影響が大きい**のです。**空腹時に一気に砂糖入りの甘い飲料を飲んだりすれば、血液中に一瞬で糖が増えます**。これが続けば、糖尿病にもなりかねません。実際、**脂肪肝の人の約半数に糖尿病や糖尿病予備群がある**と言われます。由美さんは野菜ジュースをよく飲んでいるとおっしゃっていましたね？ **野菜ジュースも、乳酸菌《にゅうさんきん》飲料も、エナジードリンクも砂糖水です**。体によいと謳《うた》われますが、肝臓には間違いなくよくありません」

「自家製のフレッシュフルーツのスムージーもだめですか？」

「果物はジュースにしないで食べ物として、食後のデザートに楽しんでください。そうすれば、果物に含まれる食物繊維を一緒に摂取できます。**食物繊維は果物に含まれる糖の吸収を遅らせてくれる**ので、わざわざ取り除いたり、細かくしたりしてはいけません」

「野菜不足を解消したり、ビタミンなどの栄養がたくさん摂れるかと思って、朝はスムージーを作っていたんですが……」

「野菜もそのまま、丸ごとがいいですよ。キャベツやアスパラガス、新玉ねぎなどの春野菜がおいしい時期ですね。春野菜と冷蔵庫にある数種類の野菜を一緒に煮込んだスープを多めに作っておけば、2～3日食べることができます。新玉ねぎは、外の皮をむいてレンジでチンするだけのレンジ蒸しも手軽でいいですね」

続けて、シンガポールでの甘味飲料の栄養成分表示義務付けの話もしてくれた。

シンガポールでは、肥満・糖尿病対策の一環として、2019年から100㎖

あたり10g以上の砂糖を含む清涼飲料水や果汁100%ジュース、砂糖・ミルク入り飲料などの広告を全面禁止したそうだ。2021年からは糖分を多く含む甘味飲料は、栄養成分のラベル表示を義務付けてもいるという。

「シンガポールでは飲料を糖分の含有量に応じて4段階のグレードに分けていて、**最も安全なグレードにあるのが水と無糖茶**です。この外来で飲んでいいものに挙げている、水、お茶と一致します。健康リスクのレベルをきちんと表示させることで、国民の健康を守ろうとするすばらしい取り組みです」

コンビニやスーパーには、数えきれない飲料が並べられている。私自身も商品を陳列しながら、これは体によさそうだと手にすることもしばしば。商品広告にまんまと踊らされていたわけだ。

「先生、ちなみにカロリーゼロ飲料も飲まないほうがいいですか？」

「砂糖は入っていなくても、カロリーゼロを謳っているドリンクには甘みを出すために人工甘味料が使われています。人工甘味料そのものでは太りませんし、人工甘味料が有害だという明確なエビデンスもありません。でも、**甘い飲み物は、カロリーゼロでも食欲増進作用があるんです**。一方で、水かお茶、ブラックコーヒーを飲んでいれば、知らず知らずのうちに、食事の摂取全体を減らすことができるのです。もう1つ、甘い飲み物をやめる理由があります。砂糖は、果糖とブドウ糖からできているのですが、このうち、**果糖には直接肝臓の細胞を傷害する作用がある**のです。果糖は、食物繊維と一緒にゆっくりと吸収されれば、小腸の酵素でブドウ糖に変わります。しかし、**飲み物で果糖を摂ってしまうと、酵素の働きが間に合わなくて、果糖のまま肝臓に向かってしまう**のですよ。体の55〜60％は水分です。だから、飲み物を変えるだけでも肝臓は喜びますね」

先生からの処方箋

人は55〜60％が水分でできている。ダイエットは飲み物から始めよう！

▼主食を減らせば脂肪肝は改善する

「そのほか糖質が多いもので、普段食べているものに心当たりはありますか？」

「チョコレート、クッキーなどのお菓子ですかね。プリンは好きです。スーパーでついカップスイーツを買ってしまうことも。たくさんは食べませんが、つい……」

「ついつい積もれば……です。どうしたら、ついつい食べがなくなりますか？」

「身近なところに置かないことですかね」

「いいですね。それは実行できそうですか。もしついつい食べをしてしまったら、自分用の記録という意味も含めてＳＮＳで報告するなど、食べたことを自分で認識するクセをつけると、行動も体も変わってくるものですよ」

確かに食べたものを報告するとなれば、〝つい〟のハードルが確実に上がる。

「ところで、由美さんはご飯、パン、麺はお好きですか？」

「自宅にいる日のランチはパスタやうどん、惣菜パン、チャーハンが手軽なため多いです。夕食は、ほぼご飯食でおかずと一緒に食べています。ご飯は好き嫌いというより、基本的にいつも食べるものという感じです」

「なるほど。でも今日からは**米やパン、麺などはすべて脂肪になりやすい精製糖質で、砂糖と同じ**と考えてください。**1日3食食べているなら、肝臓に与えるダメージは絶大です**。だから、減らしてほしいのは、少量のお菓子よりもこっちですよ」

「えっ、主食ですよね……。減らすってどれくらいでしょうか？」

「主食は半分でおかずを増やした定食スタイルというのが、脂肪肝改善コースの定番になります。具体的には、**ご飯は半膳で70g**。パンなら菓子パンは避けていただいて、**食パンで6枚切り1枚で60g**。うどんなら半玉で120g。スパゲッティなら乾麺で35gになります。この量で主食の糖質量は大体25gになります。おかずと合わせて、**1食の合計糖質量を40gに収める**のが基本になります」

糖質量の計算なんて、私にできるのか？　不安が顔に出てしまったようだ。

「難しく考えないでくださいね。**守ってほしいのは主食の量だけ**。野菜を多めに摂るように心がけてもらえば、あとはそんなに気にすることはありません。野菜は1日350gが目安です。きんぴらごぼうや、ほうれん草のおひたしなど、小鉢にのった野菜1皿を70gと考えるのがよいでしょう。**1日5皿以上で350gの野菜を摂ることができます**。この350gは食物繊維1日20g以上という目標値の目安なんですね。だから、**野菜でなくても、食物繊維の多いきのこや、わかめなどの海藻も1皿と数えて**ください。**野菜スープや野菜炒めは、小鉢の2倍で2皿分**と数えて、1日に摂る量の目安にするといいですよ。ちなみに、『ベジファースト』とか『サキベジ』なんて言われますが、**最初に野菜を食べると野菜の食物繊維によって糖の吸収がゆるやかになります**。実践してみてくださいね」

先生からの処方箋

脂肪に変わりやすい精製糖質＝砂糖・白米・小麦を減らすことが、脂肪肝改善の最短コース。

▼肝臓をいたわる「極意5カ条」

「では、ヘトヘトな由美さんの『肝臓の働き方改革』のコーナーに参りましょう」

なるほど、面白い表現だ。

「『**極意5カ条**』として、皆さんにお伝えしています。**第1条は**『**体重を1日1回量**《はか》**って記録する**』こと。体重記録表をお渡しするので、外来のたびに提出していただきます。体重だけでなく、食事内容も記録してください。スマホで写真に撮るだけでOKです。1日5分ぐらいでできます。体重と食事を記録すると、**セルフコントロールできるようになって、ダイエット効果が高まるんですよ**」

体重は気になりながらも、何となく体重計に乗っては数字を見なかったことにする日々だった。ここは、しっかり記録して自分と向き合おう。

「**第2条は**『**甘い飲み物をやめる**』ことです。砂糖入りの飲み物、**炭酸飲料や砂糖入りコーヒーのような甘い飲み物は肝臓の脂肪を増やしやすい**ので、すべてやめてください。野菜ジュースや果物ジュースなども同じです。**飲み物は水かお茶、ブラックコーヒーにして、肝臓のスリム化を目指しましょう**」

よかれと思っていたが、野菜とフルーツを飲み物にしてはいけないとわかった。

「**第3条は『野菜を増やす』**こと。**1日で両手にこんもり350gが野菜摂取量の目安**ですが、**いつもの2倍**と覚えて実践してください。生で食べなくてもいいですよ。温野菜にしても、スープにしても、肉や魚と鍋にしてもいいでしょう。**野菜に含まれる食物繊維を十分に摂ることで、食事の満足感が出るとともに食欲の抑制にも繫《つな》がります**。特に緑黄色野菜を多めに食べるように意識して、『ベジファースト』『サキベジ』でお召し上がりください。そうそう、じゃがいも、さつまいも、かぼちゃ、とうもろこしは糖質が多いです。毎日欠かさずポテトサラダとバターコーンを食べましたと、報告するのはナシですよ」

野菜は好きだ。でも、量が必要になりそうだし、上手にまとめ買いをしなくちゃ。

「**第4条は『糖質を減らす』**こと。糖質が多い主食のご飯やパン、そばやうどんなどの麺類を減らすことは、肝臓にダメージを与えないために重要です。**糖質量は1日トータルで70～130gを目標に。1食あたりでは、約40gになります**。ご飯は1食で半膳70gまでなので、最初はきちんと重さを量ってください。満足感を得るために、おかずの量は増やしてもかまいません。ただ、**雑穀ご飯や玄米にしても、糖質量に大きな差はありません**」

主食の量を守るには、外食では難しそうだ。しばらくは自炊でがんばろう。

「**第5条は『加工食品を減らす』こと**。**加工食品には食品添加物が多く、肝臓はせっせと解毒作業に励まなくてはいけなくなります**。せっかく脂肪を減らすために糖質を控えても、**加工食品をたくさん食べていたのでは肝臓は休まりません**」

加工食品を積極的に食べようとは思わないけれど、思い返してみるとつい食べていることがある気がする。これも食べたらSNSかな。

「『極意5カ条』を守っていただければ、由美さんの肝臓は元気になります。体重もきちんと落ちます。がんばりましょう。ほかに気になることはありますか？」

実は、最初から気になっていたことがあった。

「先生は肝臓外科のドクターですよね？　なぜ、食事の指導もされているんです？」

「はい。肝臓外科医なので、今も本業は肝臓の手術です。でも、生まれ持った肝臓を切除したり、ほかの方の肝臓を移植したりしなくて済むなら、それに越したことはないでしょう？　ところが昨今、代謝機能障害関連脂肪肝炎から、肝硬変、肝臓がんへ進行してしまう方が増えていて、危機感があります。**でも、脂肪肝、脂肪肝炎のうちに食事を変えることができれば、肝硬変や肝臓がんは予防できます**。そのために、科学的根拠に基づく食事法で減量する方法をお伝えしているのです。深刻な病気になってから治療するより、病気にならないほうが幸せですから」

ここまで患者のことを考えてくれる先生なのだ。先生を信じよう。

「私、がんばります。減量して、元気な肝臓を取り戻します」

「一緒にがんばりましょう。では、次回は1カ月後にお目にかかりたいと思います。今日の体重が66kgなので、次回の受診までにマイナス2kgで64kgを目指しましょう」

「はい」

「では、次回来院していただく日の約束をしましょう。いつがいいですか？」

「パートが休みなので、5月24日か31日なら午前も午後も大丈夫です」

「そうですか。では、24日の10時でいかがでしょうか」

「わかりました。よろしくお願いします」

病院を出て一呼吸おくと、これまで意識したことがなかった肝臓の存在を改めて感じ、両手を重ねた。

「脂肪肝か……。一緒にダイエットだね」

新緑の隙間からもれる暖かな日差しが、私たちの背中をそっと押してくれている。

先生からの処方箋

働きすぎの肝臓の仕事量を減らして。まず、肝臓から働き方改革です。

1カ月後

ムリなく2kgの減量を達成！ 体重計に乗るのが楽しみに

「いい機会じゃん。がんばってよ。何なら私も一緒にダイエットする」

13歳はすでに体型を気にするお年頃のようで、普段私の行動にちっとも興味を示さない娘が、意外にも協力的な姿勢を見せている。

O先生の外来を受診してから、私は家族に脂肪肝であることを伝え、ダイエット宣言をした。まだ成長期の娘に食事制限を強《し》いるわけにはいかないから、娘とはお菓子を食べた際にはＬＩＮＥで報告し合うという協定を結んだ。

まず変えてよかったことは、朝食だ。

週2回か3回、夕食を作りながら一緒に野菜を数種類カットして煮込んでスープにした。コンソメ味をベースにカレー粉を加えたり、和風だしにしたり、トマト多めのミネストローネにしたり。朝はスープを温めながらパンを焼くか、ご飯をチンするだけで食卓が整った。もちろん、主食は量を守ることを忘れずに。朝が苦手で食事がままならなかった娘が、野菜スープを好んで食べてくれる。しきりに「野菜スープを飲めば痩せるんでしょ？」と確認されるので、そういうことにしておいた。そして、食後にコーヒーを用意しておけば、夫も満足げだった。

ランチは意外と手強かった。

職場のお弁当は味がしっかりついているので、どうしてもご飯が進みそうになる。野菜も足りない。だから、**ミニトマトとゆでたブロッコリーを持ち込んで、「ベジファースト」に役立てた**。ご飯は食べていい量を先にお箸で区切った。自宅で1人ランチの日は、さらに手強かった。チャーハンやパスタ、うどんなど、主食オンリーの手間のかからない食事で済ませていたからだ。自宅でのランチは最後まで難関で、主食の量を守って少なめで過ごしたから、2時、3時にはお腹がすいていた。とはいえ、娘にお菓子を食べたという報告をするのは〝負け〟な気がして、お腹の足しにはならないけれど、脂肪が落ちるサプリメントを飲んでごまかした日もある。

夕飯はささみしくならないように、おかずの品数を増やすようにした。

ほうれん草の煮浸しやにんじんしりしり、きのこの和え物なんかをいつもより1品多く用意するようにした。そんなに手間がかかるものではなかったけれど、やっぱり毎回1品増やすのは簡単ではない。面倒だな……という思いを抱えながらも、ふとその存在を気にする相手になっていた肝臓が私に寄り添ってくれたと思う。

体重と食事の記録表をバッグに入れて、2度目の外来に向かった。

▼ストレスを減らして、前向きに取り組もう

診察室に入ると、O先生は私を笑顔で迎えてくれた。

「由美さん、この1カ月間よくがんばりましたね！」

ダイエット生活を始めて体重の記録をつけること1カ月。

体重は少しずつながら、着実に数字が小さくなっていった。体重計に乗るのが楽

しかったことなんて、いつ以来だっただろう。

「体重、何とか2kg落とすことができました」

「とてもていねいな記録ですね。1日も休まず、食事の写真も残せましたね。朝はスムージーではなく、野菜スープにされたんですね。すばらしい！　由美さんの1カ月のがんばりに拍手です！　血液検査の結果もAST54、ALT104、γ-GTP29。前回の結果より、すべて数値が改善していますよ」

先生はやや大げさなくらい褒《ほ》めてくれた。でも、家族からはどうせすぐ普段の生活に戻るんじゃないのかと訝《いぶか》しがられている。そんな不安と隣り合わせの私は、ゴールは先だと素直に喜べなかった。

そんな様子に気づいたのか、さらに先生は言った。

「いろんな葛藤があったかもしれませんが、**がんばった自分を認めてしっかり褒めてください**。でないと、由美さんの体はストレスを抱え続けてしまいます。**ストレスが重なると肝臓にもよくないし、リバウンドもしやすくなりますよ**」

肝臓にもよくないんだ……。やっと、先生に笑顔でうなずき返すことができた。

「この1カ月の食生活で感じた変化や困ったことなどがあれば、教えてください」

「主食の量を守ろうとすると、ランチが難しかったです。自分だけのために手のこんだ料理を作る気にはなれなくて……。あと、夕飯におかず1品プラスを心がけたんですが、これからも続けられるか、ちょっと自信がないです」

「なるほど。最初だから気合を入れてがんばったことがうかがえますね。でも、この食事は続けることが大切なので、**疲れる前に上手に手間を省いていきましょう**」

「……はい」

「例えば、夕飯に加えたいあと1品は、スーパーの惣菜《そうざい》コーナーを頼ってもいいんじゃないですか？　どうせ買うならそのときにもう1品買っておけば、翌日のランチもラクになるかもしれません。**大事なのは、頼ることを〝悪〟と思わないことです。****ご自宅でのランチは1人鍋にするのもおすすめです。**野菜やきのこはザクッと切って、豚肉やとり肉と一緒に鍋に入れてしまいましょう。**鍋は食物繊維と水分のおかげで腹持ちがよく、大満足のランチになります」

「よさそうですね。具は夕食で使った残りをとっておけばいいかもしれないですし」

「そうです。そうです。継続は力なり。前向きに捉えるとアイディアが湧《わ》いてきますし、どんどん前に進んでいけますよ」

先生は、明るく私の背中を押してくれる。

「話は変わりますが、**1人の医師が診《み》る重症病棟の患者は2人までというのが鉄則**なんです。3人以上になると急にミスが増えてしまうから。**悩みもストレスも同じで、3つ以上になるとたちまちこなせなくなります**。由美さん、我慢やストレスを手放す勇気って、とても大事なんですよ」

先生からの処方箋

ストレスが3つ以上になると人は潰れる。任せたり、頼ったりしてストレスを減らそう。

お腹がすいてから食事をするのが理想

このあとの1カ月のためにも、不安はこの場で解消しておこうと思えた。

「先生、主食の量の少なさには何となく慣れたのですが、食後2～3時間でお腹がすくことが多くて。その時間にやることがないと、結構つらいなと思いました。つい、何か食べたいという欲求が大きくなって……」

「その代わり、さぞかし食事がおいしかったでしょう」

「そう言われると……そうかもしれないです。あと早く何か食べたくて、夕食の時間が少し早くなりましたね」

「それは、素敵なことなんですよ。朝は空腹で目が覚め、昼は食前にお腹が鳴る。夕飯は待ちきれなくて早めに食べるというリズムが自然に起こるよう、**腹八分目の量で食事をする**。これは、とても理想的です。その合間でジュースや甘いお菓子を口にしてしまえば、**肝臓の脂肪がエネルギーに変えられる貴重な時間が、また脂肪**

増産タイムになってしまいますからね」

ドキッとした。何度、お菓子を買いにコンビニに走りそうになったことか。

「**空腹は脂肪が減る大事な時間**と肝に銘じて、我慢することにします」

「始業のチャイム音のように、空腹の鐘の音を聞いて次の食事になればいいですね。ただ、**どうしてもお腹がすくときは、ナッツ類やゆで卵の間食を**。糖質が少なく、不足しがちな栄養素を補給できるのでおすすめです」

そして、間食について詳しく教えてくれた。

ナッツの種類は問わないが、いくらでも食べていいというわけではないとのこと。**小袋入りなら1袋分、大袋のものなら手のひらに軽くのる程度の量で25gぐらいまでに**。大袋にそのまま手を伸ばすと食べた量がわからなくなるので、最初に小皿に取り分けておくのがよいそうだ。**ゆで卵なら1個**だそう。

「卵って1日1個までにしないとコレステロールが増えると聞きますが、ゆで卵を食べたら、ほかの食事で卵を食べないほうがいいですよね？」

「それは少し古い情報です。重篤な脂質異常症の方でなければ、卵の摂取量に制限はありません。コレステロールは8割が肝臓で作られていて、食事からの影響は2割ほどなんです。卵を食べても、血中コレステロール値にはほとんど影響しないことがわかっています。そのため、厚生労働省による『日本人の食事摂取基準』においても、2015年以降はコレステロールの摂取目標量の上限は撤廃されています。ただ、スマート外来では、卵は1日2個までを推奨しています」

「そうなんですか。知らなかったです」

「では、空腹タイムを存分に満喫してくださいね」

O先生の指導によって、私の健康常識はどんどんアップデートされていく。

先生からの処方箋

空腹は最高の調味料。いつもの食事が三つ星になる。

▼糖質オフに慣れたらタンパク質をプラス

「あとは、次回からはぜひ、タンパク源をプラスしてください」

「えっ、ダイエット中でせっかく体重が減っているのに、食品を加えるんですか？」

「そうです。最初の1カ月はまず糖質の摂取を控えて、余計な脂肪を減らすことに重きを置いて体重を減らしてきました。でも、**それだけでは体は弱ってしまうばかりか、筋肉が落ちて痩せにくくなる**んです。だから、**筋肉量を減らさない、できれば増やすようにしていくのが、ここからの食事スタイルです**」

「そうなんですね。わかりました」

「野菜スープに卵を1つ落としたり、豚こま肉やとりつくねを入れたり。ツナ缶、サバ缶などで魚介を加えればうま味も増すでしょうし、豆腐を加えるのもいいでしょう。手間の少ない方法で、何か1つタンパク源を足してみてください」

なるほど。いろいろとアレンジがききそうだ。

「**タンパク源を加えることでお腹も満たされるので、空腹対策にもなりますよ。**毎食タンパク質を20～30ｇ摂れるとバランスのよい食事になります。**肉と魚は100ｇでタンパク質量20ｇ**です。それから、**卵1個、納豆1パック、豆腐3分の1丁、無糖ヨーグルト150ｇは、それぞれタンパク質量が7ｇ**です。なので、この中から3つ選べばタンパク質量21ｇになりますね。ぜひ参考にしてみてください」

「はい。野菜スープに加えるのは、ベーコンやウインナーでもかまいませんか？」

「問題ありません。ただ、ベーコンやウインナーは、別の観点から注意したいこともあります。ちょうど由美さんにお伝えしようと思っていたことなので、このあと説明しますね。ちなみに、**納豆、豆腐、ゆで卵、サラダチキン、ツナ缶、さば缶、チーズはタンパク質摂取のために常備しておきたい〝神セブン〟**です」

先生からの処方箋

脂肪肝には、毎食20～30ｇのタンパク質を確保せよ！

▼止められない食欲は超加工食品のせいだった！

「先ほどベーコンやウインナーの話が出ましたが、こうした加工食品には**とうもろこしから人工的に作られた『果糖ぶどう糖液糖』という糖質が入っている**ことが多いんです。ブドウ糖よりも甘く、冷凍焼けを防ぐ、簡単に混ぜやすい、パンなどを軟らかくする、焼き目をうまくつけられるといった特徴があるので、食品メーカーにとっては好都合な添加物です。そのため、清涼飲料水をはじめ、ドレッシング、ソース、トマトケチャップ、麺つゆといった調味料、菓子パンなど、ありとあらゆる加工食品に幅広く使われています」

「甘くないものにも入っているんですね」

「そうです。甘くないからと摂取しがちですが、脂肪肝の人にとってはできるだけ避けたいものです。ただ、果糖ぶどう糖液糖の完全オフは不可能と言えるほど、幅広い食品に添加されています。なので、**①甘い飲み物、②スナック菓子、③カップ**

麺の3つだけは完全オフというルールにしています」

「加工食品も太る原因になるんですね？」

「そうです。スナック菓子、菓子パン、カップ麺、清涼飲料水などの〝超加工食品〟を食べすぎると、2型糖尿病や肥満リスクが上昇することがわかっています。**果糖ぶどう糖液糖入り、高脂肪、塩分多め、低食物繊維、低タンパク質の超加工食品は、意図して食欲のブレーキがかからないように作られています**。肥満リスクを上げるのは当然でしょう」

「甘くなければいいのかと思っていました。気をつけます」

「そうですね。それ以外にも、サプリメントや健康食品と言われる類《たぐい》の補助食品は摂取しなくていいものです」

あっ、と思わず声が出た。

「何か口にしているものがありますか？」

「実は、脂肪が落ちるとかいうサプリをたまに……」

「おややおや。**サプリメントにも添加物が含まれているため、それを解毒するのに肝臓に負荷がかかっています**。せっかく肝臓をいたわり始めたのですから、サプリメントや栄養ドリンクなどの健康食品は〝健康のために〟やめましょう。では、ほかになければ今日はここまでにしましょう。次回の目標体重を教えてください」

「2kg減の62kgです」

「わかりました。がんばってください」

「はい。ありがとうございました」

空腹を楽しみつつ、タンパク質をプラス、加工食品とサプリメントをマイナスか。あと2kg、いけるかな……。

先生からの処方箋

肝毒性のある超加工食品・サプリを減らそう。引き算があなたを変え、蘇《よみがえ》らせる！

2カ月後

目標達成ならずも甘いものを食べなくても平気に！

「中川さん、お菓子コーナーの商品陳列《ちんれつ》お願いしてもいいー？　それが終わったら、お昼休憩にしていいからー」

いつも元気な店長の明るい声が響《ひび》いた。

「はいっ。わかりました！」

まずは駄菓子《だがし》ゾーンから。小さな子どもたちが手にしやすいように、棚《たな》の下のほうに。ついついパッケージの裏をチェックしてしまう。

前回の受診時のO先生の話を聞いてから、どうも食品の栄養成分表示が気になってしかたないのだ。先生が言ったとおりだった。「果糖ぶどう糖液糖」は、ありとあらゆる食品の成分表示欄に悪気なんてなさそうにその名を連ねていた。

チョコレートコーナーでは、低糖質の高カカオチョコレートが売れ筋のようだ。パッケージには腸内環境をよくするとか美や健康のためにとか心惹《ひ》かれるワードが並んでいるが、本当のところはどうなんだろう。

次は、スナック菓子コーナー。あー、このポテトチップスよく食べていたな。おいしいんだよね……。おっと、危ない。肝臓の脂肪を増産させるところだった。

パート帰りには惣菜コーナーにお世話になりながら、今のところお菓子を買うことは避けられている。勤務の休憩中も甘いものに手を出さないように、小説を読みながらハーブティーでリラックスすると決めた。

なのに、なのにだ。体重が減らない。

あまりに減らないので、お風呂に長めに入って汗をかいてみたり、水分の摂取を控えてみたり……。確かに空腹感は減ったけれど、やっぱりタンパク質をプラスしたのが原因では？　この梅雨空《つゆぞら》と同様、どんよりした気持ちで受診日を迎えた。

▼水分はしっかり摂取しよう

「由美さん、こんにちは。調子はいかがですか？」

先生は変わらない笑顔で迎えてくれた。でも、私は先生に合わせる顔がない。

「体重、１・５kgしか減らせませんでした。だめですね、私……」

「そんなことはありませんよ。食事記録を見せてもらいましたが、主食の量を守りつつ、野菜たっぷりでタンパク源も加えられたことがわかります。由美さんの食事方法は間違っていませんよ。それに、血液検査の結果はＡＳＴ27、ＡＬＴ50、γ-ＧＴＰ18まで下がっています。すばらしい結果です」

すぐに気持ちは上向かなかったけれど、肝臓のことを思うと私に残された選択肢は１つだけ。元気な肝臓を取り戻すことだ。ありのままを先生に話そう。

「体重が減らないことで焦って、たくさん汗をかくまで湯船に浸《つ》かったり、水分摂取量を減らしたりもしました」

「それはかえって逆効果です。水を飲んでむくんで太るというのは誤解ですし、体重が増えても一時的なもの。お風呂で汗をかいたり、水分を控えたりしても、脂肪は落ちません。**むしろ、体内の水分が少ないと肝臓への血流の量が落ちて、太りやすくなります。減量中だからこそ、水やお茶は意識してたっぷり飲むといいですよ**」

「そうですよね。わかってはいたんですけど……」

「食事の前後30分の間にスクワットをするといいですよ。机かイスの背もたれに両手をかけた状態でゆっくり行うと安全です。10回2セットを1日1回から始めてみてください。大きな筋肉を鍛《きた》える筋トレになりますし、むくみの解消にもよっぽど効果的ですよ」

先生からの処方箋

減量中は水を普段より多めに！　減らしても、体から水分が減るだけで脂肪は落ちません。

▼糖質を減らしたことで〝依存〟が軽減

「そのほかに気づいた体の変化などはありますか？」

「家に甘いものを置かないようにしていたのですが、来客があったときにプリンをいただいて。消費期限も短くだれかにあげることもできなかったので、娘と半分ずつにして食べたんです。前にも食べたことがあるものだったのですが、何だか口にまとわりつくような不快な甘さを感じて……。３口食べて、これはもうやめようと自制の念が働きました」

「それは**糖質依存**《とうしついぞん》**がなくなってきているよい兆候**《ちょうこう》ですね」

「甘いものを食べてしまったことについては、すごく後悔しています」

「食べてしまった↓体重が増える・減らない↓自己嫌悪《けんお》↓自分はだめだ↓もういいや、となっていませんか？　**一度のダメージで肝臓はやられません。何度だってやり直せます**。由美さんの体は、本来あるべき姿に近づこうとしていますよ」

「体型も体重も変化がないので不安ばかりでしたが、体は変わっているんですね」

「一日一日、体はよい方向に変わっています。**ほかのだれと比べることもありません。比べるのは、昨日の自分です**。では、最後の1カ月。由美さんの目標体重は?」

体重が減らずに鬱々《うつうつ》とした時間を過ごしてきたが、体はちゃんと変わってくれているのかもしれない。残り1カ月、イチかバチかやってみよう。

「スタートから3カ月で5kg減。61kgになります」

「大丈夫。がんばりましょう。次回は何日にお目にかかりましょうか」

「7月26日はいかがでしょう」

「では、11時にお待ちしています」

先生からの
処方箋

食べてしまった後はスパッと忘れて、
明日も体重計に乗ろう!

3カ月後

トータルで6kg減！ ALTなどの数値も正常に

「なかなかきついけど、まだいける……」

「私は普段運動なんてしないから、10回で息が上がっちゃう」

少し前まで体重の停滞期に入っていたが、実はまた体重が落ち始めている。そして、今度はぽっこりしていたお腹がスッキリしたと気づくほどだ。まあ、この変化に気づくのは、自分以外にはいないだろうというレベルではあるが。

先日の受診時にO先生から教えてもらったスクワットを、食後にスタートさせた。ちょっぴり恥ずかしいけれど、職場でのランチ後も欠かさずに。比べるのは、昨日の自分だけ。私は人の目があまり気にならなくなっていた。

これまで、いろいろなダイエット法をつまみ食いしては挫折《ざせつ》した。でも今回は違う。だからか、夫もタンパク質入りの豪華《ごうか》になった野菜スープの朝食後、一緒にスクワットに付き合ってくれる。単にゴルフのために下半身を鍛えたいようだが。

「よし、オレもダイエットがんばろう。90を切るぞ」

「えっ、90kg？　いつの間にそんなに太ったの？」

「ゴルフのスコアだよ。次の受診で予定の3カ月なんだろ？　無事に終えたら、瑠《る》美《み》も一緒に旅行に行くぞ。来年は受験だからそれどころじゃないだろうし……」

「えー、友だちと海に行く約束してるんだけど。お母さん、二の腕と太ももが痩せる方法を肝臓先生に聞いてきてよー」

娘はO先生のことを、すっかり肝臓先生呼ばわりだ。何はともあれ、4度目の受診日がやってくる。

▼息抜きをして自分をいたわろう

「先生、よろしくお願いします」

「由美さん、こんにちは。何だか表情が明るいですね。いいことがありましたか？」

「不安ばかり先走らせても、体がよくなるわけじゃないと気がついたので」

「この3カ月でとても大切なことに気づかれたんですね。私もうれしいです」

先生は私が手渡した体重と食事の記録表、血液検査の結果を確認している。そして、じっと私の目を見た。

「由美さん。この1カ月で2・5kg減。3カ月でトータル6kg減。目標の5kgを見事クリアしましたね。『マイナス2kgの法則』の成功者が増えると、新しい減量挑戦者の方たちにも励《はげ》みになります。がんばってくださって、ありがとうございます」

とんでもない。お礼を伝えるのは間違いなく私のほうだ。

「肝臓の数値ですが、AST21、ALT33、γ-GTP13。由美さんの脂肪肝はだいぶよくなっていますね。ここまでがんばってきたので、ぜひ継続してください。3カ月の減量作戦は成功です。ただ、ALTが基準値になるまで確認させていただきたいので、3カ月後にもう一度いらしてもらえますか」

「わかりました」

「3カ月間、本気で取り組んでみていかがでしたか?」

「肝臓を少しは休ませてあげられたでしょうか? 初診のときは、肝臓がどこにあるかさえわかっていなくて恥ずかしかったです。でも、脂肪肝とわかってからは、肝臓に手を当てて話しかけたりしていたんです。食べていいか、食べないほうがいいか、肝臓に聞いたりしていました」

「最高の『手当て』です。手を当てて病気が治ると言うつもりはありません。ただ、**肝臓の痛みに気づいていたわることは大切**ですね。では、3カ月後に会いましょう」

夏の日差しがまぶしい。水分補給用の水はちゃんと持参している。

先生からの処方箋

ストレスを上手に遠ざけて目標達成できると、今までとは違った自分と出会える。

「この色かわいくない？」

そこそこいいお値段だけど、娘の誕生日プレゼントだ。好みのものを選ばせてあげよう。ついでに、私もすでに1着選んでいる。冬物の暖かそうなフレアパンツだ。有言実行。

あれから私はトータル12kg減らすダイエットに成功した。今は54kgになった。LからMサイズにダウンしたおかげでウエストサイズが合わず、秋冬物が不足気味になった。うれしい悲鳴とはこのことだ。

3日前には、久しぶりにO先生の外来を受診した。

肝臓の数値は、AST14、ALT15、γ-GTP12。すべて基準値内になっていた。先生からは「スマート外来」からの卒業を認められた。ただ年に一度の健診は欠かさず、異変に気づいたらすぐに受診してくださいとのことだった。

おっと、娘が遠くから何か叫んでいる。

「きれいな色のネイルあるよ。全部だめになっちゃってたし、買ったら？」

「そうね。ベージュ系がいいかな……」

と答えてから、考え直した。

肝臓が元気になってデトックスができるようになったのか、最近、肌ツヤがよくなり、爪も以前みたいに割れなくなってきた。

「やっぱり、今はやめておく。最近、ありのままの自分が大切に思えてきたから」

「何それ？　また、肝臓先生の受け売り？」

「違うわよ。さぁ、お父さんが待ちくたびれているはずだから、さっさと洋服選んでごはん食べに行くよ！」

瑠美、14歳おめでとう。

一緒にがんばってくれてありがとう。母として14年目の記念日に誓《ちか》う。もう二度と、肝臓に脂肪を蓄《たくわ》えた体には戻らない。

由美さんの **ダイエットのポイント**

乳酸菌飲料や野菜ジュースには糖質がたくさん。
今日から**飲み物は水・お茶・コーヒーに**。

カロリーゼロでも注意。
甘い飲み物は食欲を増進させる。

肝臓の脂肪は白米などの精製糖質からできる。
糖質量は1食40gに抑えよう。

いろいろなダイエットのつまみ食いはNG。
まずは**極意5カ条**をしっかり守ろう。

野菜スープや惣菜を利用して
料理の負担を減らし、ダイエットに集中しよう。

痩せるとは、水分ではなく脂肪を減らすこと。
減量中こそ水分はしっかり摂ろう。

サプリメントや栄養ドリンクも肝臓の負担に。
いたわるには、**「やめること」「引き算」**が肝心。

ケース
3
前田広人さん（33歳・男性）

スポーツドリンクが落とし穴だった境界型糖尿病から卒業！

プロローグ

朝から真夏の太陽が降り注いでいる。

「営業先に到着する前に、いつものところに……」

社用車の白いバンをコンビニの駐車場に停め、軽く汗をぬぐってから、クルマを降りた。やっぱり、今日も暑い。

キンキンに冷房が効いたコンビニでは、店員が菓子パンを陳列している。朝食は軽めだったし、パンも買って食べておこう。焼きそばパンとスポーツドリンク２本を手にレジへ向かって、クルマに戻った。

「さあ、まずは小腹を満たすか」

車内が焼きそばの香ばしいにおいに包まれた。おっと、水分補給も大事だった。熱中症のニュースが繰り返されているせいか、妻から「熱中症にはくれぐれも気をつけて」と口うるさく言われている。

妻は学生時代から変わらない。見た目も、ちょっとおせっかいなくらいの優しさも。学年は僕より1つ下だが、まるで姉が歳の離れた弟に接するような対応だ。彼女は僕が学生時代に所属していたラグビー部のマネージャーだった。その縁で、社会人になってから付き合うことになった。

現在、結婚して3年になる。そして、妻は今、妊娠5カ月だ。

自分で言うのもなんだが、慎《つつ》ましくも幸せな結婚生活を送っている。仕事も順風満帆で営業チームのリーダーを任されるまでになった。

さらに仕事に邁進《まいしん》できるようにと、昨年は郊外にマイホームを購入した。さすがにローン契約時の捺印《なついん》には手が震えたし、35年後の自分の姿を想像するたびに身の引き締まる思いがするけれど……。

話がそれたが、パンとスポーツドリンクで栄養と水分の補給ができたし、気合を入れて出発だ。昨日も遅くまで残業をして、今日のための資料を万全に整えた。

「きっと、今日もうまくいく！」

予感的中！　いい感触の返事をもらえた。この調子で午後もがんばろう。とはいえ、次のアポイントまで時間がない。今はみそラーメンの気分だが、あそこは人気店でこの時間はもう混んでいる。背脂多めのしょうゆラーメンで手を打つか。

　こうして一日の仕事を終えて帰宅すると、妻はまだ起きていた。

「お疲れさま。遅かったけど大丈夫？　ちゃんと水分は摂った？」

「あぁ、摂ったよ。もう少し資料に目を通したいし、エナジードリンク飲んでおくわ」

　そして、机の上に2週間前に受けた健康診断の結果が置かれていることに気づいた。通知表を開くときみたいな緊張感を持ちながら、体調には特に変化がないし、今年も問題ないだろう……と封を切った。ところが、違った。

　肝機能検査と糖代謝検査の項目で「判定E」。精密検査を必要とするので、医療機関を受診する必要があると書かれていた。

　20歳《はたち》の頃と比べると、確かに10kgほど体重が増えた。でも、お酒は嗜《たしな》む程度だし、甘いものもそんなには食べない。さすがに30代で糖尿病はないと信じたい……。

初めての受診

一家の大黒柱なのに糖尿病!?
スポーツドリンクは魔の飲み物なのか？

実は「糖尿病」は、僕にとって縁遠いとは言えない。

父親が糖尿病を長年患《わずら》っており、それが引き金となってか、2年前に脳梗塞《のうこうそく》で倒れた。現在も左側の麻痺《まひ》が残っていて、何かにつけて母親の助けが必要な生活だ。

だから、糖代謝検査の結果にショックを受けた。肝機能検査の異常値については、何が悪いのかわからない。肝臓って大酒飲みが悪くするやつじゃないのか？

妻からは、「昔と比べて太ったのが原因よ」と言われた。

ただ、食生活は昔とそんなに変わっていない。自覚があるとしたら、運動量は減ったという点。だからといってまだ30代前半だし、そこそこ筋肉も残っている。

納得いかない気持ちはあるが、結果は結果だ。半年後には子どもが生まれる。一家の大黒柱として、倒れるわけにはいかない。

妻とも相談しながら、肝臓病と糖尿病の両方に精通した「スマート外来」の存在を知り、受診することにした。初診時には検査もあるため、朝食は抜いて出かけた。

病院に着くと、最初に検査を受けた。

その後に名前を呼ばれ、緊張した面持ちで診察室に入った。

「前田広人さん。こんにちは。検査を終えて、体調はいかがですか？」

と、O先生。

「少しお腹がすいてきました」

「素直でいいですね。糖尿病の疑いがあるようですが、心当たりはありますか？」

「正直、自覚症状はありません。20代の頃は80kgだった体重が、今は90kgを超えています。それから、父が糖尿病を患っています」

「とにかく、すぐに受診してくださってよかったです。若さを理由に検査結果を無視する人も少なくないですから。早く対処していれば、と後悔したくはないですね」

「父親のこともあって心配で……。で、僕は糖尿病ですか？」

「今から、広人さんの体で起こっていることや、これから起こるかもしれない症状についてお伝えします。もしかしたら、耳を塞《ふさ》ぎたくなる内容もあるかもしれません。でも、しっかり聞いてください。そして、毎日の食事や運動習慣について教えてください。一緒に明日からの体について考えましょう。でも、実践するのは広人さんにしかできないことです」

そして、先生は「糖尿病」について説明を始めた。

糖尿病とは簡単に言えば、血糖値が高くなる病気。

ご飯やパン、ラーメンなどの糖質を食べると、そのほとんどが消化されてブドウ糖となり、小腸から吸収されて血液の中に入るため、食後は血液中のブドウ糖の濃度（血糖値）が高くなる。

だれでも食事をすれば血糖値が上がるが、健康な人はすい臓から「インスリン」という血糖値を下げる働きをするホルモンが出て、正常値まで下げてくれる。インスリンは、血液中のブドウ糖が細胞に取り込まれるときに、細胞側のドアを開けるカギのような働きをするという。

しかし、**インスリンが十分に分泌《ぶんぴつ》されなかったり、分泌されてもうまく働かなかったりすると、血中にブドウ糖があふれて血糖値が高い状態が続く。これが「糖尿病」**というわけだ。

「血液がほかの人より、甘くなっているわけですね？」

「そうイメージしてもらっていいと思います。そして、糖尿病は1型と2型の2タイプあることも知っておきましょう」

インスリンを分泌するすい臓の細胞が何らかの原因で壊されることで、インスリンが作られなくなるのが、「1型糖尿病」。インスリンの分泌が少なくなったり、働きが悪くなったりするために起こるのが「2型糖尿病」で、日本人は糖尿病患者の95％が2型糖尿病だそう。父親も2型だ。

「疑うなら、広人さんも2型になりますね。広人さんが糖尿病かどうか診断するには、ここにある結果の尿糖陽性（＋）、空腹時血糖１１９、ヘモグロビンＡ１ｃ《エーワンシー》６・７という数値が指標の１つになります。加えて、先ほど受けてもらったブドウ糖負荷試験の結果も重要です」

尿糖検査は、尿に糖が含まれているか調べるもの。血中のブドウ糖は、通常、体内で分解されて尿には出ない。しかし、血糖値が高いとブドウ糖が尿にもれ出てくるため、尿中に糖が検出されるのだ。

「あー、僕は尿に糖が出ちゃっているわけですね」

血液検査でわかる空腹時血糖は、空腹時の血中ブドウ糖濃度。10時間以上食事をとらない状態で測定した血糖値のことで、一般的には朝食抜きで採血したものを指す。**基準値は99以下**。１００を超えると異常値と判定され、１２６以上は糖尿病の疑いあり。別日に検査をしても１２６以上なら、糖尿病と診断される。

「**空腹時血糖の１２６は糖尿病診断の重要な数値**なので、覚えておいてください」

「はい。お腹がすいている時間帯に血糖値が１２６以上あったら、ヤバいんですね」

へモグロビンは血球中の赤い色素タンパクのこと。高血糖が続くと、血液中のブドウ糖がヘモグロビンと結合してヘモグロビンA1cになる。**ヘモグロビン全体に対するヘモグロビンA1cの割合を調べることで、過去1～2カ月の血糖値の状態を知ることができるという。基準範囲は4・7～5・5。5・6以上で高値となる。**

「じゃあ、6・7の僕はアウトってことか……」

「ただ、この数値が高くてもそれだけで糖尿病と診断することはありません」

「では、さっき受けた、ブドウ糖液を飲む検査では何がわかりますか？」

「広人さんの体が正常か糖尿病か。それとも、境界型《きょうかいがた》かを知る重要な検査です」

「境界型って……？」

「**糖尿病には至っていないけれど、血糖値が高い状態です。糖尿病の一歩手前とか、糖尿病予備群**なんて呼ばれることもありますね」

ブドウ糖負荷試験は、空腹時血糖を測定後に75gのブドウ糖が溶けた液体を飲み、30分後、1時間後、2時間後の血糖値を測定。インスリンが十分に効いて、問題なく血糖値が下がるかを調べるために行われる。**空腹時血糖値126以上、2時間後血糖値200以上のいずれかで糖尿病。空腹時血糖値110未満、2時間後血糖値が140未満の両者を満たせば正常。どちらにも属さないのが「境界型」だ。**

「質問の答えを大変お待たせしましたね。検査の結果、広人さんは境界型糖尿病。そして、このままでは糖尿病になる可能性があるとお伝えしなくてはいけません」

糖尿病ではないと聞いて、正直ホッとした。

「先生、一歩手前なら……だ、大丈夫ってことですよね？」

「その一歩が近いか遠いかは、広人さん次第です」

▼恐ろしい糖尿病の合併症

「広人さんは、まだ糖尿病ではありません。でも、血糖値が高いことに変わりはなく、そのことで体のあらゆるところでダメージを受け続けています。脅《おど》すつもりはないけれど、取り返しがつかなくなる前に、高血糖によって起こる合併症についてもお伝えしますよ」

思わず身構えたが、この後先生が発したワードに拍子抜けした。

「〝しめじ〟と〝えのき〟が、怖いんです。わかります？」

「えっ、おいしいと思いますが……」

一瞬、妙な沈黙があり、何か変なことを言ったか？　と僕は不安になった。

しかし、この後、〝しめじ〟と〝えのき〟の正体が明らかにされていく。

「**しめじというのは、『神経障害』『眼の網膜症《もうまくしょう》』『腎臓病《じんぞうびょう》』の頭文字です**」

正式には「糖尿病性神経障害」「糖尿病網膜症」「糖尿病性腎症」と呼ばれ、**糖尿病の3大合併症として知られる**。

糖尿病性神経障害は、高血糖により手足の神経に異常をきたし、足の先や裏、手の指に痛みやしびれなどの感覚異常が起こる合併症。痛みが続いたり、足に潰瘍《かいよう》ができたり、足が腐ったりすることもあるという。

「そうか……。血液は全身をめぐっているわけで、足や手に影響が出たって不思議はないですね。全く想像できていませんでした」

糖尿病網膜症は、高血糖により眼の網膜にある細い血管が障害される合併症。進行すると失明に至ることもある。ドキッとした。

「失明!? それは困ります」

子どものあらゆるイベントを、家族の笑顔を見ながら一緒に喜び合いたい。

糖尿病性腎症は、高血糖により腎臓の細い血管がむしばまれていく合併症。進行すると老廃物《ろうはいぶつ》を尿として排泄《はいせつ》する腎臓の機能が失われ、最終的には透析が必要になる。

「透析については聞いたことがあります。父はまだ透析には至っていないけれど、糖尿病治療をしながら、腎臓にも気をつけるように指導をされていました」

すでに、〝しめじ〟だけでお腹いっぱいだが、まだ〝えのき〟が残っている。

「〝えのき〟も何かの頭文字ですか？　え、え、エコノミー症候群？」

「察しがいいですね。エコノミー症候群は血栓《けっせん》ができて肺の静脈を詰まらせる疾患。高血糖があるとリスクが高まります。ただ、ここで言う**〝えのき〟**は、**先ほども少**

し話に出た、足が腐る『壊疽《えそ》』と『脳卒中』『狭心症《きょうしんしょう》と心筋梗塞』の頭文字を指します」

「父は2年前に脳梗塞で倒れました。今も少し麻痺が残っていて、リハビリを続けています。脳梗塞と脳卒中は違うんですか？」

「そうでしたか。それは心配でしたね。脳卒中は脳血管に障害が起こる病気の総称で、お父さんの脳梗塞も脳卒中の1つ。脳の血管が詰まるのが脳梗塞。脳の血管が破れるのが脳出血で、これらをまとめて脳卒中と呼んでいます」

そして、**脳卒中も心筋梗塞も動脈硬化《こうか》が原因**になっていることを教えてくれた。

動脈硬化によって、脳や心臓の血管は詰まりやすく、破れやすくなるそうだ。

「**特に食後の高血糖が、動脈硬化の進行を早めるんです。『血糖値スパイク』という言葉を聞いたことがありますか？**」

「すみません、知らないです」

「今後、食事の仕方についてお伝えする際にも重要な点だから、覚えておくといいでしょう。食後に血糖値が急激に上がると、インスリンが大量に分泌されます。すると、どうなるでしょう？」

「血糖値が下がる？」

「そう。しかも急激に。**この血糖値の急上昇、急降下が『血糖値スパイク』です**」

「スパイクって、靴《くつ》のことかと思いました。僕、昔ラグビーをやっていたんで」

「なら、理解しやすいですね。**スパイクにはトゲという意味がある**。スパイクシューズは、滑《すべ》り止めのために靴底《くつぞこ》がトゲトゲしているでしょ？　血糖値スパイクが起きているときの血糖値の上がり下がりをグラフにすると、まさにトゲのような急勾配《きゅうこうばい》になるんです」

「なるほど。それで、血糖値スパイクが起きると血管はどうなるんですか？」

「まず高血糖というだけで、じわじわと血管はダメージを受けています。ボディブローです。そこに血糖値スパイクという刺激で、本来は体を守る働きの活性酸素《かっせいさんそ》が大量に発生する。活性酸素は異常発生すると正常な細胞や遺伝子も攻撃するようになる。そして、血管をさらに深く傷つける。まさに第2ラウンド。対して、血管のほうも応戦すべく、せっせと修復作業を進めます。しかし、**その修復過程で血管の壁が厚く、硬くなるんです。これが動脈硬化**で、血糖値スパイクが繰り返されるたびに動脈硬化が進み、脳卒中や心筋梗塞に至ってノックダウン……ということです」

「……なるほど。でも、今の話は糖尿病を発症してからの話ですよね?」

「いいえ。**血糖値スパイクは、糖尿病発症の約10年前から起きている**と言われます」

先生からの処方箋

「しめじ」と「えのき」は起こさないことが大事。起きても悪化させないことが大切。

▼脂肪肝と糖尿病は悪友

「先生、糖尿病だけでなく、肝機能の数値もよくなかったんです。僕、そんなにお酒を飲むほうではないんですけど……」

「ちょうど、今から説明しようと思っていたところです。さて、血糖値のカギを握るインスリンですが、どんな印象を持ちましたか？」

「印象？　高い血糖値を下げてくれる大事なホルモンだと理解しました」

「そう。食事によって体内に増えるブドウ糖は腸で吸収され、血中に入る。そこでインスリンが登場して、血糖値を下げるんでしたね。細胞の中に押し込んでいるんです。話は変わるけれど、リビングが荷物だらけで、突然の来客があったらどうします？」

「とりあえず、お客さんが入らない部屋に荷物を押し込むかなぁ」

「それと同じことが、体の中でも起こっているんです。まず、**細胞の中のブドウ糖がいっぱいになると、ブドウ糖は、肝臓でグリコーゲンという形に変えられて、肝臓と筋肉に押し込まれます**。それでもさらにブドウ糖が押し寄せてくると、**ブドウ糖は、インスリンの働きで中性脂肪に変換されて、脂肪として蓄積されるのです**。いざというときのエネルギー源としてね」

「えっ、糖が脂肪になっちゃうってことですか？」

「正解！　インスリンは別名『肥満ホルモン』と呼ばれることもあるんです。インスリンの働きは、ブドウ糖を細胞の中に取り込むことですが、**余ったブドウ糖を中性脂肪に変えるのも重要な役割**なんです。もっとわかりやすく言うと、インスリンが大量に出ると太ってしまうということです」

「じゃあ、インスリンは出ないほうがいいじゃないですか！」

「半分正解、半分不正解。これまで説明したように、高血糖が続けば血管に負担がかかる。だから、インスリンによって血糖値を下げるのは重要です。大切なのは、インスリンを大量に分泌させなくてはいけない状況を作らないことなんです」

「はあ。で、**僕は高血糖によって、肝臓に脂肪が増えた**ってことですか？」

「そう考えられます。**脂肪が増えた肝臓を脂肪肝と言いますが、脂肪肝と糖尿病は深い仲**にあります。お互いが助け合う仲ならいいのですが、残念ながらその逆。糖尿病があると脂肪肝は悪化するし、**脂肪肝があると糖尿病も悪化します**。**脂肪肝が**

あると、インスリンの作用が弱まってしまうんです。それによって、高血糖がもたらされやすくなる。悪友なんです。しかもかなり悪質な」

実際、**脂肪肝の人の約半数に境界型糖尿病や糖尿病がある**ことも教えてくれた。

「ちなみに、脂肪肝ってどんなイメージですか？」

「肝臓のまわりを脂肪がびっしり覆っている感じでしょうか」

「そう思いますよね。実は、**肝細胞の一つひとつの中に脂肪がたまる**んです。顕微鏡で組織を見るとわかりますが、ラーメンに背脂入りのがあるでしょ。ああいう白い粒が肝臓の細胞の中にある感じ。今、**成人の3人に1人がこの状態です**」

先日、背脂入りのしょうゆラーメンを食べたことを思い出し、ヒヤッとした。

「脂肪肝ってお酒を飲まなくてもなるんですか？」

「**アルコールを飲まないのに、アルコールを飲む人と同じように肝臓に脂肪をため込んでいる病態を『代謝機能障害関連脂肪性肝疾患』と言います**。そして脂肪肝を放置すれば、肝硬変や肝臓がんに至ることもあります」

「肝臓が悪くなると、自覚症状は出るんですか？」

「肝臓は〝沈黙の臓器〟とも呼ばれていて、肝硬変の末期まで黄疸《おうだん》や腹水《ふくすい》といった症状はほとんど出ません。だから、検査の数値が重要な手がかりなんです。広人さんの肝機能検査の結果で異常値を示している、ＡＳＴ、ＡＬＴ、γ《ガンマ》-ＧＴＰというのは肝臓に多く存在する酵素。ＡＳＴ、ＡＬＴはアミノ酸の代謝などに関わる重要な働きをするもの。γ-ＧＴＰはアルコールの分解に貢献している。しかし、肝細胞が損傷を受けると血液中にもれ出し、血液検査で高値を示すのです。今後、この数値を少しずつ下げて正常値に近づけることを目標にします。広人さんの検査結果を確認しておきますね。ぜひ、基準値とともに読み上げてもらえますか」

「ＡＳＴ78、基準値は30以下。ＡＬＴ163、基準値は30以下。γ-ＧＴＰ85、基準値は50以下。僕は、ＡＬＴがずいぶん高いですね」

「広人さんの場合、肝臓の細胞の中に脂肪がたまっているだけでなく、**肝臓の細胞が毎日壊れているので、血中にＡＳＴ、ＡＬＴがあふれ出ている**のです。この数値は、個人差はありますが、毎日多量に飲酒している方と同等の数値です。AST、ALTが高くなっても、自覚症状がないのが特徴です。肝臓を壊していく食べ物や飲み物を減らして、肝臓から脂肪を減らしていけば、必ず改善します。**肝臓に脂肪をためない食事は、同時に糖尿病を改善することにもなりますよ**」

先生からの
処方箋

肝臓のまわりに脂肪の塊《かたまり》がつくわけではない。一つひとつの肝細胞の中に、脂《し》肪《ぼう》滴《てき》がたまる。

▼糖尿病を防ぐには肝臓から脂肪を落とす

僕の肝臓には脂肪が多いことがわかった。肝臓なんて、正直、今まで意識したことなかった。でも、そんなに脂肪の多い体ではないし、肝臓の細胞の中の脂肪なんてどうやって減らすんだろうか……。きちんと聞いておこう。

「すみません、僕、そこそこ筋肉質で脂肪は少ないほうだと思うのですが……」

「体につく脂肪には種類があって、肝臓脂肪のほかに皮下脂肪と内臓脂肪がある」

「聞いたことがあります。でも、違いはよくわかりません」

「皮下脂肪は名前のとおり、脂肪が皮下組織につく脂肪のこと。太ももやお尻まわり、下腹部などについている、触ってわかる指でつまめる部分。広人さんがイメージしたのはこの脂肪かもしれないですね。一方、内臓脂肪は胃や腸へ流れる血管の入った膜にたまっていく脂肪のこと。メタボと言われる病態の診断基準の1つになる脂肪です」

「えっと、じゃあダイエットをすれば、この3つの脂肪が減っていくんですね」

「まあそうなんですが、減っていくタイミングには時間差があります。**減量すると、①肝臓脂肪→②内臓脂肪→③皮下脂肪の順で落ちていきます**。見た目に表れるのは、皮下脂肪が落ちてから。でも、広人さんはまず肝臓脂肪を落としたいから、減量すれば効果が出やすいというのは朗報でしょ？」

そうは言っても、どうすれば肝臓脂肪は落ちるんだろうか？

先生からの
処方箋

内臓脂肪より肝臓脂肪を落とせ！
糖尿病予防には、肝臓脂肪を減らすことが優先。

▼スポーツドリンクは体にいいというワナ

「ところで、毎日暑いですねぇ。さすがに、冷房なしでは寝られないですよね」

「はい。外回りが多いので、熱中症も心配で……」

「それは大変ですね。水分補給に何を飲んでいます？」

「かなり汗っかきなので、スポーツドリンクを毎日飲んでいます。塩分も含まれていて熱中症予防になると聞いています」

「ちなみにスポーツドリンクはどれくらい飲みますか？」

「500㎖のペットボトルで2本は飲んでいますかね……」

「なるほど。広人さんは、コーヒーにシュガースティックを20本入れる人ですね」

「20本!?　そんなに入れませんよ。コーヒーはブラックでも大丈夫です」

「早速、広人さんの高血糖の原因の1つが見つかりましたよ」

「……」

「血糖値を上げるのは糖質を摂取したときですが、要は砂糖です。**スポーツドリンク500㎖には、糖質が30g以上含まれているものがあります**。**シュガースティックに換算すると10本分になります**。だから、広人さんの場合は、1日で20本分です」

「……」

「しかも、**飲料だと一気飲みをすることも多いし、血糖値にダイレクトに反映されやすい**。**血糖値スパイクの温床と言えます**。きちんと食事がとれていれば、麦茶で十分なんですよ」

「そんなに甘さを感じていなかったので、かなり衝撃を受けています」

「いつも食べているもの、飲んでいるものについて正しく知ることは、高血糖も脂肪肝も改善する重要な助けになりますよ」

「先生、塩分についてはどうなんでしょう？」

「スポーツドリンク500㎖には、塩分が0・6g程度含まれていて、たくあん2枚分に相当します。**よほど発汗が多いときには、麦茶に漬け物を少々加えればいいだけの話**。余計な糖質を摂る必要はありません」

「水なら飲んでいいですか？」

「もちろん。**血糖値を一定に保つためにも、こまめに水分補給をすることは大事です。ただし、水かお茶かブラックコーヒー限定**です」

「先生、エナジードリンクを飲むのもだめですか？」

「人間、だめって言われるとつらくなるからだめとは言いません。でも、この事実を伝えます。カルガリー大学の研究チームの報告によれば、カフェインを含むエナジードリンクとカフェインなしドリンクを比較すると、**カフェインを含むエナジー**

ドリンクを飲んだ群は、飲料後の血糖値が24・6%高かったそうですよ。もちろん糖質も含まれています。眠気ざましなどでカフェインを摂りたいなら、ブラックコーヒーで十分でしょう。それでも、エナジードリンクを飲みますか？」

スポーツドリンクもエナジードリンクも好きだ。でも、体のためと思って飲んでいたところもある。それが、かえって体に負担をかけていた。言葉を失った。

「スポーツドリンクもエナジードリンクも、脳がおいしいと感じるように味が調整されています。企業努力の賜物《たまもの》ですね。でも、その戦略にはまってしまうと、将来の健康を犠牲にしかねないということが伝わったでしょうか」

「……はい」

「今日はここまでにしましょう。次回、もう一度、2週間後くらいにお目にかかれますか？　そのときに当面の目標と食事の仕方について、さらに詳しく検討していきましょう。ちなみに広人さんは、毎食、自分で食べるものを選んでいますか？」

「朝と夜は妻が作ってくれます。昼は外食で麺類が多いです」

「そうですか。改善できることがまだありそうですね。であれば、奥さんもご一緒に来てもらえるといいですね」

「実は今、妻は妊娠中で……」

「それはそれは。なら、もちろんムリは禁物です。奥さんに話をしてもらってから、来院日の相談をしましょう。お子さんのためにも、パパは健康でいないとですね」

「今日は、ありがとうございました」

お礼を伝えて病院を出た。外はやっぱり暑い。

自動販売機でミネラルウォーターを1本購入し、喉《のど》の渇きを潤《うるお》した。頭は少しふわふわしていたが、いろんなことが腑《ふ》に落ちた。妻に何から話そうか。

先生からの処方箋

砂糖水を毎日飲むと効率よく脂肪肝になる。スポーツドリンクはまぎれもない砂糖水。

2週間後

目指すのは高血糖と脂肪肝の改善 ゆるやかな糖質制限からスタート！

初診後、O先生から聞いた話を順に妻に話した。

終始不安そうな面持ちではあったが、うなずくだけで口ははさまなかった。

そして、話し終えるとそっと僕の手を引き、妻のお腹に押し当てた。

「わかる？　ちょっとお腹の中で蹴るようになったよ。パパがんばれって応援しているんじゃない？」

それで、妻の言いたいことがわかった気がする。

妻はできることは協力したいから、次回の診察に同席したいと言った。また、妊娠中に糖尿病になることもあるようで、妻自身の食事の参考にもなるはずだからと。

2回目の診察予約をし、僕は初めて「妊娠糖尿病」についてネットで検索した。

▼3カ月で10kg減量を目標に

「こんにちは。このイスで座りにくくはありませんか？　気分が悪くなったりしたら、すぐに教えてくださいね。今日はお2人そろって来てくださって、ありがとうございます。広人さんから、前回の話は聞かれましたか？」

「はい。夫を学生時代から知っているので、体型がずいぶん横に大きくなったと感じていました。仕事も忙しいようで、どうしても夕飯が遅くなっていることが気がかりでもありました。ただ、糖尿病に片足を突っ込んでいる状態までとは思っていなくて……。先生、何が悪かったんでしょう？」

「大切なのは、今日からどう生活して体を改善していくかになります。それを、一緒に考えていきましょう。失礼ですが、奥さんのお名前も教えていただけますか」

「はい。前田美希と申します」

「先ほど美希さんも気にされていましたが、広人さんは20歳のときと比べて10kg

体重が増えたということですね。前回の計測結果では、広人さんは身長175㎝、体重90kg、骨格筋量31kg。体脂肪率28％。肥満度の指標になるBMIは29・4。骨格筋量は30代男性の平均よりも多いですが、中等度の肥満です。ここで、3カ月後の目標体重を設定しましょう。広人さん、何kg痩せたらいいと思いますか？」

「とりあえず、少し運動量を増やせば、5kgくらい減らせるでしょうか……」

と、不安げに答えた。

「今からあることを説明します。その後、改めて同じ質問をしますので、よく聞いていてください。脂肪肝がある人は、体重やBMIが今どれだけあろうと、5％減量すると体調がよくなります。**7％以上の減量で、肝細胞の脂肪化や、脂肪肝炎が軽減します**。**10％の減量で、肝臓が硬く変化していく組織の変化、肝線維化も改善する**ことが知られています。減量の程度によって、どこまでが改善していくかの答えがすでに出ているのです。広人さんは、この数年、脂肪肝による慢性肝炎が続いていたと考えられます。広人さん、何kg減を目標にしましょうか？」

「……9kgですか？」

先生は微笑《ほほえ》んだ。

「伝わってよかったです。やみくもに減量を始める前に、動機づけになる明確な目標を立てることが実現への近道です。広人さんは筋肉量も多いので、体重を落としやすいと思います。20歳のときより10kg増えたようなので、最終目標は1kg上乗せして、10kg減にしましょう。広人さん、2型糖尿病の診断がついている人でさえ、減量で治る可能性があるんです。スコットランドで行われたＤｉＲＥＣＴ研究によると、**内服薬で治療中の2型糖尿病患者さんのうち、1年で体重が15kg以上減った方の86%は、完全に糖尿病の薬をやめることができた**そうです」

「わかりました！」

返事をする声に思わず力が入った。隣で妻もゆっくりうなずいた。

「1カ月3kg減量のペースで、まずは3カ月9kg減を目指しましょう。その後は体重をゆるやかに減らして80kg以下で6カ月キープしてください。広人さんの脂肪肝炎と境界型糖尿病は、どちらも必ずよくなっていきますから」

先生の言葉を、心に刻もう。

「では、どうやって減量していくか話し合いましょう。先ほど広人さんから、運動という発言がありました。でも、運動だけで痩せるのは難しいんです。これはさまざまなデータから明らかです。**痩せるには、まず食事から見直しましょう。**食事で体重を3～5kg減らしてから運動を始めると、体が軽くなって続けやすいです」

先生からの処方箋

体重が減っていく食事量を知ることが優先！減量してから運動すれば、体が軽く続けやすい。

▼主食を半量にすれば、血糖値の急上昇が抑えられる

「ところで、今日、お仕事はお休みですか？」

「午後、妻の妊婦健診があるのでクルマで送り迎えをしようと思っていて、事前に休みの予定を取っていました。そろそろ子どもの性別もわかるようで……」

「そうですか。それは楽しみですね。広人さんは、普段からクルマで移動することが多いのですか?」

「はい。通勤もそうですし、業務中も基本的には社用車で移動しています」

「じゃあ、お昼も移動途中にとる感じでしょうか?」

「半々です。営業所で昼食をとることもあれば、出先でお店に入ることもあります」

「ランチはご飯派? それとも、麺派ですか?」

「ランチは麺が多いです。短時間で済ませたいことも多いので、手軽なものがよくて……。というのは言い訳で、単にラーメンが好きです。でも、ご飯も好きです。夕飯はおかわりもしてしまいます」

先生の前では、もう隠し事ができそうにない。

「先日、食後の血糖値を急激に上げないことが大切だとお伝えしました。さて、血糖値を上げるのはどんな食べ物でしょうか？」

「ケーキとかジュースなどの甘いものを食べると、血糖値が上がると思います」

「そのとおりです。**食後の血糖値を上げるのは、糖質が多く含まれる食品**です。読んで字のごとく、食べて甘いものに糖質は含まれています。でもそれだけではありません。甘くなくても糖質を多く含むものがあります。わかりますか？」

　妻がすかさず答えた。

「ご飯やパンなどの炭水化物を含む食品ですか？」

「そう、広人さんの好物の麺も該当しますね」

　先生は改めて糖質について、それから、ほぼ毎日口にする**炭水化物を含む「主食」にこそ注意が必要**なことを教えてくれた。

「細かい話をすれば、**糖質とは炭水化物から食物繊維を抜いたものになりますが、『炭水化物＝糖質』と思ってもらってかまいません**。ご飯はお茶碗１膳で約１５０ｇですが、含まれる糖質量は53・４ｇ。シュガースティックで換算すれば、18本分になります。**食後の血糖値を急激に上げないために、1日の糖質量をトータル130gまでにしましょう。**1食あたり40gほどになります」

「……ということは、主食抜きですか!? だって、おかずにも糖質が含まれていますよね? 肉とか魚とかに。カロリーも高そうだし……」

思わず声を上げた。さっきの減量の決意が一瞬で揺らぎそうになった。

「いいえ。**肉、魚、卵、豆腐や納豆などの大豆食品はタンパク質が多く、糖質をほとんど含みません。野菜や調味料などの糖質量を考えると、主菜と副菜に含まれる糖質量は1食で10〜15g。**主食のご飯はお茶碗半分の70gにすれば糖質量は25g。合計で40g内に収まります」

「パンや麺なら、どれくらい減らさなきゃいけませんか?」

「食べられないことよりも、**どれだけ食べられるかを考えるほうが、満たされますよ。1食あたりの主食量は、ご飯なら半膳70g。食パンなら6枚切り1枚、60g。うどんなら半玉120g。スパゲッティなら乾麺で35gです**」

「先生、ちなみにラーメンは？」

「ゆでた麺で80ｇです。麺を残す強靭《きょうじん》で揺らがない決意があるなら、ラーメン屋さんにも行くことができます。おすすめはしませんが」

「……わ、わかりました」

「**減らすのは基本的に主食だけです**。主食を減らした分、満足感を得るために、主菜や副菜、つまり**おかずの量は増やして大丈夫**です。注意してもらうとすれば、じゃがいもやさつまいもなどのいも類や、かぼちゃ、とうもろこしなどは糖質が多めだということ。食べていけないわけではありませんが、量は控えたいですね。広人さん、糖質の摂り方について、ここまでの内容で質問はありますか？」

頭の中で先生の話を整理した。ご飯は半膳、おかずは多め。おかずが多いなら何とかなるか。でも、外食のランチでおかずだけを増やしてもらうのは難しい気もする……。となると、3時くらいにお腹がすきそうだ。

「お腹がすいてしまったら、どうしたらいいのでしょう？」

「**『空腹はチャンス！』という言葉を贈ります**」

「…………」

「でも、苦しいときのために、**ナッツ類、野菜スティックや温野菜、ゆで卵を用意しておくといいでしょう**。血糖値を上げない、素敵な間食になります」

「よ、よかったです。ナッツやゆで卵ならコンビニで買って、クルマの中でも食べられそうです」

「いいですね。できそうなことを1つずつ積み上げていきましょう。美希さんは、いかがですか？」

「朝食は抜いたほうが減量しやすいですか？」

「**朝食は重要なので、抜いてはいけません**。トロント大学のジェンキンス博士の研究で、1日のうちで最初にとった食事が2回目の食後血糖値に影響を与えることを発表しています。これを『セカンドミール効果』と呼びます。**糖質が少なく、食物繊維が豊富な朝食を食べると、朝食後だけでなく、昼食後の高血糖も抑えられるん**

です。朝食を抜いて空腹な状況でランチにラーメンを食べたら、体は糖をため込もうと、インスリンを大量に出すので……。もうおわかりですね？」

妻は一生懸命にメモを取ってくれている。先生は続けた。

「具体的には、具だくさんのおみそ汁、納豆、目玉焼き、ご飯半膳70ｇ。『セカンドミール効果』を期待できる、おすすめな朝食です」

「ご飯の量は計量したほうがよさそうですね」

「そうですね。特に最初のうちは正確に量って、お茶碗にどれくらいになるか確認するといいでしょう。ほかにありますか？」

「やっぱり、ランチが心配です」

と、僕は尋ねた。

「ラーメンにチャーハン、フォカッチャつきのパスタ、うどんやそばにミニ丼のセット。ランチにはダブル糖質のセットが多くて、本当にやっかいですね。**おかずを自分で選べる定食屋さんがおすすめ**です。ご飯は半分、小鉢を1品多めにすると、満足感を得やすいです。最近は、ご飯の代わりに豆腐やカリフラワー、ブロッコリーなどでカサ増ししてくれる、糖質を気にする人向けのメニューを提供する飲食店もありますから、調べてみてください。日頃から意識しておくと、見つかるものです」

「はい。……ちなみにお酒は？　付き合い程度でしか飲みませんが……」

「週1回、4％ビールなら1缶500㎖程度ならOKです。**ですが、アルコールは、肝臓での『脂肪を糖に変える働き』と『脂肪からエネルギーを作る働き』を抑えるうえに、『中性脂肪を作る働き』を上げてしまいます。**アルコールは脂肪肝改善の敵なんです。このことを忘れないでください」

「わかりました。減量が成功するまで、酒は控えます」

先生からの処方箋

糖質が少なく食物繊維が豊富な朝食を選ぶと、朝食だけでなく昼食後の血糖値も抑える効果あり。

▼「たすきの法則」で目標達成を目指そう

「では、広人さんと美希さんによる、3カ月10kg減量作戦の実践に向けて、『**極意5カ条**』をお伝えしましょう」

「減量作戦……。何かゲームみたいですね」

「楽しんで取り組むほうが続けやすいし、達成感も得られますからね。さっそくですが、**第1条は『毎日体重と食事を記録する』**こと。後ほど体重記録表をお渡ししますので、毎日体重を量って記入してください。食事内容も記録して。スマホで写真を撮れば5分もかかりません。次回、記録したものをお持ちください」

「わかりました」

「**第2条は『甘い飲み物をやめる』**。前回お話ししたとおりです。野菜ジュースは？カロリーゼロ飲料なら飲んでもいい？　などと尋ねられることがありますが、私の回答はいつも同じ。飲んでいい飲料は、水、お茶、ブラックコーヒーです」

「スポーツドリンクを見ると、シュガースティックが浮かぶようになりました」

「それはすばらしい。**第3条は『野菜を増やす』**ことです。1日あたり350gの野菜を食べましょう。両手いっぱいにのる量が目安です。1日5皿の小鉢を目標とするとよいでしょう。生野菜でなくてもかまいません。具だくさんみそ汁をお椀に1杯なら1皿分、ジャーポット（350g）1回分の野菜スープなら2皿分の野菜が摂れますよ。**野菜は食事の最初に食べると、血糖値の急上昇を抑えてくれます**。特に緑黄色野菜はたっぷりと」

残りは以下の2つだ。**第4条は「糖質（精製穀類）を減らす」ことで、第5条は「加工食品を減らす」こと**。カップ麺やスナック菓子は、つい口にしてしまうことがある。まずは買わないことから始めよう。

「これから3カ月、いろいろな不安や葛藤もあるかもしれません。『たすき』が広人さんの体を変えてくれることを信じて取り組んでみてください」

「たすき……？」

「はい。**『た』は短期間、『す』は数字にして、『き』は記録するの頭文字です。スマート外来で減量に取り組む方に、『たすきの法則』としてお伝えしています。**3カ月と期間を限定し、10kg減を実現する。そのために、**毎日の体重や食事を記録、見える化するのです。**広人さんの体には、すでにたすきがかけられました。美希さんは伴走者です。心強い伴走者もいることですし、しっかり完走して、そのたすきを勲章として掲げられる日を楽しみにしています」

「ありがとうございます。がんばります」

僕は立ち上がり、頭を下げた。

家族のためにも、変わりたい。変わってみせる。

先生からの処方箋

危機感が爆発力を生む。
今日からの自分は、昨日までの自分ではない。

1カ月後

妻の作る食事のおかげで4kgの減量を達成！タンパク質の摂り方が減量のカギに

つらかった……。お腹がすいた。たまには、スポーツドリンクも飲みたかった。最初の10日間は、そんなことばかりを考えていた。

でも、妻のサポートと順調に減る体重に支えられた。そして、2週間を過ぎる頃には、主食の量にさみしさを感じにくくなった。

そして、体重が86kgを切ろうかという朝、3度目の診察日を迎えた。

▼未精製の食品が健康な体を作る

診察室に入るや、O先生は立ち上がって僕らを迎えてくれた。

「1カ月、よくがんばりました！　食事内容を見せてもらいましたが、美希さんの食事のおかげで、広人さんは目標の4kg減を達成できましたよ。気づいたことや調理の工夫も書いてあり、本当によくやってくださったことが伝わりました。途中で、お茶碗のサイズを変えたんですか？」

「はい。大きいお茶碗にちょこっとご飯だとさみしい感じがしたので、お茶碗自体を小ぶりにしました。夫がこの意味に気づいたのは、3日後でしたけど……」

と、妻は笑った。先生も微笑んでいた。

「あとは、以前、野菜不足にならないように野菜ジュースを飲むこともあったのですが、それはやめて地元の朝採れ野菜を2~3日に一度購入して、サラダやスープにするようになりました。私の朝の散歩にちょうどいいのもあって……」

「夏野菜はおいしいし、厳しい残暑から体を冷やすにも都合がいいですね。市販のジュースに頼らないで、旬の野菜を取り入れるのはいいことです」

「子どものためにも、私が食べるものもこだわりたいと思ってきました」

今日の妻はすこぶる饒舌《じょうぜつ》だ。

「ご家族全員で健康になれますね。では、一緒に血液検査の結果を確認しましょう。空腹時血糖113。ヘモグロビンA1c5・9、AST36、ALT102、γ-GTP40。血糖値も肝機能も数値が改善しています。広人さん、1カ月の食事改善で体調に変化を感じていますか？」

「はい。最初の1週間はお腹がすいてすいて……。でも何をどれくらい食べていいのか判断がつかなくて、妻任せでした。飲食店に入るのも怖くて、お弁当を作ってもらったり。僕は余計なものを口にしないことだけに集中する日々でした。とにかく『極意5カ条』を守れたか、毎日、妻とも確認しながらやっていきました。2週目になって、やっとランチで定食屋に入ることができ、おそるおそる『ご飯を半分で』と店員さんに告げました。一度体験してしまえば、次からはスムーズになるもんですね。明らかに体重が減る傾向が続いたので、次第にこの食事法でやっていけると思えるようになってきました。体重計に乗らなくても、体が軽くなったことを実感できています。ただ、見た目はあんまり変わらないなと思っているのと、やっぱりお腹がすいたなと思う時間帯はあります」

「そうですか。1つ気になったことがあるので教えてください。朝と間食で、たまにプロテインを摂っていますね」

「はい。糖質を減らす代わりにプロテインならいいかと思って……」

「その考えは間違っていませんが、なるべく**加工された栄養素よりも、元の材料がわかる食材を摂る**ことをおすすめします。しかも、**某プロテインのスプーン3杯分より、サラダチキン1個に含まれるタンパク質量のほうが多いのです**。余計な添加物を摂って、肝臓に負担をかける心配もないですしね」

「……そうなんですか!? 今後はそうします」

先生からの処方箋

食材を未精製に近い形で摂る習慣は健康な未来の「自分への投資」。

▼1食のタンパク質は20gが目安

「タンパク質の話が出たところで、タンパク質の摂り方についてもお伝えしておきましょう。先ほどすぐにお腹がすくという話がありました。広人さんはタンパク質量が少し足りないかもしれません」

「私もお肉やお魚をどれだけにすればいいのかよくわからなくって……。食べさせすぎてもいけないのかと思い、迷い迷いでした」

妻が身を乗り出してきた。

本当にありがたい。僕は食べ物なんて、味と量を重視でこれまで過ごしてきた。栄養素のことは、まだまだ勉強不足と言わざるを得ない。

「まず、タンパク質がなぜ大切か説明しましょう。タンパク質は体を作る栄養素と言われますが、**筋肉量を維持するために重要な栄養素です**。**筋肉量が十分なら、特別な運動をしていなくてもエネルギーが消費されるんです**。要は、糖質がエネルギーとして使われやすいということです」

「だから、タンパク質はたくさん摂ったほうがいいわけですね」

「ただ、いくらでも摂っていいというわけでもありません。タンパク質は、多く摂りすぎると生活習慣病のリスクが上がることが知られています。また、**1度に多量に摂っても、消化吸収できない**のです。毎食20g以上30g以下にするといいですね。**安全なタンパク質は、順に①大豆、②魚、③とり肉、④赤身肉（牛・豚）**です」

なるほど。改めて、栄養素について知らないことばかりだ。

「何事も適量があります。広人さんのように糖質を減らしてすぐ空腹になるなら、**野菜と一緒に毎食タンパク質を20〜30g摂りましょう**。**この習慣を身につけたことで、ダイエットに成功した人は多いですよ**」

肉や魚を増やして減量できる。俄然《がぜん》興味深く、先生の話に耳を傾けた。先生は、目安となるタンパク質20gの覚え方を教えてくれた。まず、**肉と魚は100gでタンパク質20gになる**そうだ。

以下の食品は、タンパク質7g分の分量として覚えておくといいらしい。**①豆腐は3分の1丁、②卵は1個、③納豆は1パック、④無糖のヨーグルトは150g**。

これらの食品を3つ選んで食べれば、タンパク質を21g摂れることになる。

「この換算法を知っていると、献立を考えやすくなります。それに、朝食でタンパク質20gを摂っておくと空腹感が減って、減量もさらにラクになりますよ」

今の僕にとって、大変ありがたいアドバイスだった。

先生からの処方箋

朝食にタンパク質を20g摂ると、空腹感が減り減量がラクになる。

▼筋トレで減量効果がアップ

「広人さん、先ほど見た目が変わらないとおっしゃっていましたね。今の段階では、肝臓脂肪と内臓脂肪が減っているので、見た目にはっきり出ないかもしれません。でも、安心してください。体脂肪率は確実に下がってきていますから」

「それならよかったです。あと、この間、学生時代にやっていたラグビー部の同期に会ったんです。体型も昔とあんまり変わっていなくて羨《うらや》ましいと伝えたら、彼もダイエットをしつつ、体作りで筋トレをしているようで……。そして、言われちゃいました。『お前は腹出たんじゃね？』って。だから、実は、糖尿病の一歩手前だって話をしたら、真剣に一緒にトレーニングをしようと誘ってくれています。先生が先日、**食事で3～5kg体重が落ちたら運動も**、という話をされていたのを思い出して……。そろそろ、運動をしてもいいですか？」

「ちょうどいいタイミングですね」

「実は、押入れでほこりを被《かぶ》っていたダンベルとか、バーベル、バランスボールを引っ張り出してあるんです」

妻が部屋の片付けをしているときに、見つけてくれた。

「あはは。やる気満々ですね。ご友人と一緒に励まし合ってがんばってください。広人さんのようにトレーニング経験のある方は道具を使ったトレーニングもいいですが、私がおすすめしている筋トレ方法もご紹介しておきましょう」

そして、先生は食後に行うといいという筋トレを伝授してくれた。

やり方は簡単だ。

イスの背もたれか机につかまって、5分間ゆっくりスクワットをする。スクワットはお尻や太ももの前と後ろ、背中にある大きな筋肉を同時に鍛えることができる。

そして、先生は筋トレの効果を教えてくれた。

「**筋トレをすると筋肉に貯蔵されているグリコーゲンが消費されます**。**すると、食事で糖が入ってきても速やかに筋肉に蓄えることができて血糖値が上がりにくくなるんです**。加えて、筋トレによって筋肉量が増大すればグリコーゲンの貯蔵量も増えるので、肝臓に脂肪として蓄えられにくくなります。食事と筋トレで減量効果も倍増するんですよ」

先生のお墨付きをもらえたので、さっそく、今日帰ったら筋トレ生活を始めようと思う。

「ほかに質問がなければ、今日はこのへんにしましょう。では、広人さんの次の目標体重は何kgですか？」

「3kg減の83kgです」

「わかりました。がんばってください。次は1カ月後ですね。次回、特に問題がなければ、広人さんだけでもかまいませんよ。ではまた、9時にお待ちしています」

「はい。ありがとうございます」

先生からの処方箋

筋トレで筋肉量がアップすると太りにくい体になります。

2カ月後

順調に3kg減ったが体重減少が停滞する時期も……

3回目の受診に向かう朝、妻から手渡された食事の記録表を見ている。

9月14日の夕食は、めかじきソテーのトマトソースがけ、ブロッコリーサラダ、かぶのポタージュ、ご飯70g。9月15日の夕食は、アスパラガス入りとりつくね、きゅうりとたこの酢の物、しいたけとわかめのみそ汁、ご飯70g。9月16日の夕食は、接待で外食。瓶ビール2分の1本、刺し身盛り合わせ、焼きとり、シーザーサラダ、だし巻き卵、もろきゅう。追記、みんなは焼きそばを食べていたが我慢した。9月17日の夕食は、とり肉ポトフ、トマトとアボカドのサラダ、雑穀ご飯70g。9月18日の夕食は、豚肉のザーサイ炒め、たことセロリの和え物、しいたけと長ねぎのスープ、ご飯70g。9月19日の夕食は、残業で遅くなる。会社にてサラダチキン、おにぎり1個。夜食に卵入りの野菜スープ。9月20日の夕食は、なす入り麻婆豆腐、大根とわかめのサラダ、チンゲン菜としいたけのスープ、ご飯70g。以下、続く。

朝食は目玉焼きかレンチンで作る温泉卵、納豆、豆腐と具を2品入れたみそ汁、ご飯70gの和食バージョンと、目玉焼き、チーズトースト、サラダか野菜スープの洋食バージョンを、ローテーションした感じだ。

よくもまあこんなにメニューを思いつくものだ。妻は自分の体のこともあるのに、よくやってくれている。なかなか言葉にしてお礼を伝えられないが、ありがたい。

僕のほうはと言うと、筋トレを始めた。やっぱり体を動かすと気分もいい。ただ、体を動かしても体重があまり変わらなくなっているのも事実だ。妻の努力をムダにしたくないのだが……。今日、先生に相談しようと思う。

▼外食のメニュー選びでもポイントを押さえよう

「こんにちは。だいぶ秋めいてきましたね。今日は、広人さんお1人ですね」

「はい。妻からは先生のご指導で献立を考えやすくなったとお礼を伝えてほしいと言付かってきました」

「それはよかったです。食事の記録を見せてもらって、糖質は控えつつ、野菜とタンパク質をしっかり摂れるメニューを工夫されていることがよくわかります。これは、広人さんも頼りになっているのではありませんか？」

僕は、深くうなずいた。

「では、血液検査の結果から確認しましょうか。空腹時血糖96。ヘモグロビンA1c5・5、AST19、ALT45、γ-GTP32。血糖値もヘモグロビンA1cも基準値内になりましたよ。順調です。体重は……83kg。これも目標達成です。努力されましたね」

「やっとメニューの選び方がわかってきて……。付き合いで食事に行くときも、糖質が少なそうなメニューを選んでいます。**居酒屋ってメニューが多いので、意外と困らないんですね**。唐揚げとポテトフライ、焼きそばの誘惑に負けなければ……。

ロース肉も脂身《あぶらみ》は残したり、サラダのドレッシングもかけないようにしたりして。新鮮な野菜とそうでない野菜の味の違いに気づけるようになってきました」

「体にいい食事を続けていると、食材の味がしっかりわかるようになるんです。すばらしい成長ですね。ただ、**唐揚げやドレッシング、脂身を完全に避ける必要はありませんよ**」

「え、だってカロリーが高いから太るかと思って……。父親が、カロリーの高さから、肉をあまり食べられないような話をしていたのですが」

「**私からはカロリーを気にしてくださいとは伝えていなかったはず**です。糖質を控える食事に切り替えながら、**脂・油・肉まで減らしてしまうと筋肉量が低下してしまいます**。**それでは、かえって太りやすい体になってしまいます**。さあ、原点回帰です。広人さんが減らすべきは糖質です。つまり、砂糖、白米、小麦です」

確かに先生からカロリーというワードが出てきたことはない。では、父親が言っていたことは間違っていたのか？

すると、先生が説明をしてくれた。

「糖尿病と脂肪肝の改善効果が認められている食事法には、『カロリー制限食』と『糖質制限食』があります。カロリー制限食は身長や1日の活動量から摂取カロリーが決められ、炭水化物、タンパク質、脂質の摂取バランスが厳格に決められています。対して、**糖質制限食は基本的にカロリーを気にすることなく、糖質量のみを控えます**。個人差は考慮せずに、1食あたりで摂取できる糖質量が決められています。今、広人さんが取り組んでいる食事です。**糖質を半分に減らすと、毎回計算しなくてもトータルの摂取カロリーが減少する**ことが、多くの研究で示されているのです。ご飯を減らせば、肉や魚を無制限に食べていいわけではありません。ただ、体重を見ながら糖質を減らして野菜を増やす。それでも体重が減らない場合は、肉や魚も減らすという方針のほうが、**毎食カロリー計算をするより、続けやすい**ですよ」

「唐揚げは食べてよかったんですね！」

「ぜひ、野菜を先に食べた後にどうぞ。運動も始められたようなので、とり肉は貴重なタンパク源ですよ」

先生からの処方箋

脂・油・肉を減らすと筋肉量が低下し、太りやすい体になります。

▼体重減少が停滞したら食事量の見直しを

「ほかに、広人さんのほうで気がついた体の変化はありますか？」

「運動をするようになったからか、就寝時間が少し早くなりました。これまで仕事で遅かったこともあるのですが、夜テレビを見たり、スマホでネットサーフィンをしたりとベッドに入るのは深夜になることが多かったんです。でも、最近、10時を過ぎると眠気に襲われます。妻が『妊娠中は眠いのよ……』と言って、僕以上に早めに寝てしまうせいもあるかもしれません。ただ、逆に朝の目覚めはいいので、朝早めに出勤して仕事を済ませ、帰宅時間を早めにしています」

「体は素直ですね。私も朝型人間で5時には目覚めます。でも理由は簡単。夜、寝る時間が子ども並みに早いですから」

「ただ、体重がなかなか落ちなくなってきていて。ここ数日は、数字にあまり変化がありません。逆に微増する日もあったりで……」

「糖質を減らすと、同時に体から水分も失われるので、最初の1～2カ月は体重の減少が急速に起こるのです。**この時期が過ぎると、水分が戻ってきて体重が落ちにくくなります**。もう1つの理由としては、少ないエネルギー量に体が慣れてきた可能性もあります。人はガソリンが減ってくると、少ないエネルギーで生きることができるように、燃費がよくなるのです。**この停滞期の対策が、筋肉量の増加です**。体組成計の測定結果を見ると、広人さんは、筋肉量が増えて、脂肪量が減っていて体重の変化がないだけです。この調子でOKです。体重も、このまま続けていけば落ちていきます」

「わかりました。ただ、あと1カ月と思うと焦りもあって……」

「アドバイスをするなら、**減量が停滞していると感じたら順番を変えてみてはいかがでしょう。食べる量を減らしているのに体重が減らないなら、体重が減る量までしか食べないようにしたり、体重が減るまで運動をしたりというように。**ここまで、とてもがんばっています。自分の体を信じてあげてください」

先生からの処方箋

体重が落ちなくても焦る必要はありません。飢餓下で生き延びるための正常な反応です。

▼減量中はゆっくり過ごす時間も必要

「出かけるにもいい季節になりましたね。たまには、息抜きもしてくださいね。休息をきちんと取ることも、また次のステップへの力になるはずです」

確かにここのところ達成感よりも、焦燥感《しょうそうかん》が先立つことが多くなっていた。

自分の体を信頼しよう。妻とも相談して少し2人の時間を持とう。そうだった。子どもの名前の候補を考えておこうと話してもいた。

「さあ、では次の目標を教えてください」

僕は、先生の目を見ながらしっかり答えた。

「1カ月後に3kg減の、80kgになります」

「わかりました。では、来月80kgになった広人さんにお目にかかりたいと思います」

不安を大きくしたところで、どうにかなるものではない。自分ができることを毎日1つずつ積み上げるだけだ。秋の風が優しく頬《ほお》をなでていった。

先生からの処方箋

肩の力を抜こう。
ときには有休を取ろう。

3カ月後

10kgの減量に成功！久々の有休で旅行も

「あぁ、いい湯だ。疲れが抜けていく……」

妻もこの空を見上げながら、露天風呂を満喫しているだろうか。

ゆるやかな糖質制限による減量生活を始めてから、外食の難しさを感じることが幾度となくあった。だから、旅行なんて到底ムリな話と思っていた。でも、O先生の後押しもあって、思い切って休みを取ることに決めた。

そして、ちゃんとあった。糖質を抑えたメニューを提供している温泉宿が。外食でもメニュー選びをできるようになってきた自信はある。でも、せっかくの料理に口をつけずにムダにしたくないという思いは妻も同じだった。

だから、この宿に決めた。妻との旅行は、結婚以来初めてだ。

結婚してからというもの、休みは新居の打ち合わせがあったり、父親の脳梗塞で心配させたり、今度は僕の体のことだ。妻に心休まる時間があっただろうか。

この旅行で借りを返せるとは思っていないが、せめて楽しんでもらえたらと願う。少なくとも、僕は今幸せだ。

そして、色とりどりに盛り付けられた料理を味わった。そのどれもが、糖質に気がつかわれているとわかるものだった。その夜、子どもの名前を一緒に話し合った。

10日後には約束の3カ月目がやってくる。

▼減量成功！ 境界型糖尿病から離脱

緊張していた。右手と右足が同時に出そうなぎこちなさで、診察室に入った。

「広人さん、こんにちは」

先生はいつもの口調で挨拶《あいさつ》をしてくれた。

「よろしくお願いします」

先生は僕が提出した体重記録表と食事記録、今日の血液検査の結果表にじっくり目を通していた。その沈黙に僕の緊張は増すばかりだった。

「おめでとうございます」

先生の右手が僕の前に差し出された。思わず、僕も手を出し握手をした。

「まずは血液検査の結果から。空腹時血糖87。ヘモグロビンA1c5・2、AST19、ALT23、γ-GTP29。体重80kg。体脂肪率21％。血糖値、肝機能の数値ともに基準値内になりました。今の広人さんは、もう境界型糖尿病ではありません。スマート外来もめでたく卒業です。よくがんばりましたね」

言いたいことはたくさんあったのに、言葉が出なかった。

「……あ、ありがとう……ございます」

「完走を終えての感想はありますか？」

「たすき、重かったです。途中で何度も外したくなりました。でも、そのたびに妻に励まされました。父からは自分が糖尿病だから、体質が似てしまったんだろうと謝られてしまって……。それもつらかったです。だから、絶対に治りたいと思って」

先生は静かにうなずいていた。そして、言った。

「3カ月の挑戦でしたが、広人さんの人生はここでゴールではありません。気を抜けば、3カ月前の体にすぐ戻ります。そうなりたいか、もう一段上の健康を目指すかは広人さん次第です。**明日の体は、今日食べたもので変わります**。念のため、3カ月後に経過を確認させてください。お待ちしています」

「本当にありがとうございました」

病院を出て、妻のスマホにメッセージを送った。

「血糖値も脂肪肝も改善！　美希ありがとう。今度は僕が支える番だ」

先生からの
処方箋

肥満には百人百様の理由がある。

口には出せない苦労を乗り越えた汗を讃《たた》えたい。

エピローグ

「パパー。智広のおむつ持ってきてー。早くーっ!!」

息子の泣き声とともに、妻の叫び声が聞こえる。よっしゃ、おむつ替えは任せろ。手を洗ってから、おむつとお尻ふきを手に、妻と子どもの元に駆け寄る。

あれから、3カ月が経とうとしている。

新しい年を迎えて間もない日、我が家に家族が増えた。生まれたての息子は、驚くほど小さくて温かかった。この命を守らなければいけない。そのためにも、自分の体を大切にすると誓った。

僕の体はと言うと……すこぶる順調だ。

体重は半年前から比べて14kg減った。体脂肪も1ケタ台まで目前だ。糖質を控える食事がすっかり日常になり、筋トレも欠かさない。

そういえば、窮屈だったクルマのシートベルトがいつのまにか苦しくなくなった。

会社の同僚たちからも、痩せて若返ったと褒められる。気分だって悪くない。

そして、先日、カバンの底から出てきた半年前のレシートを見つけた。

スポーツドリンク2本と焼きそばパンを購入していた。

「ヤバいな……。じゃあな。ダブル糖質食品とシュガースティック20本を飲むオレ」

とつぶやいて、レシートを捨てた。

そして今日は、3カ月ぶりにスマート外来でO先生の診察を受けた。

空腹時血糖80。ヘモグロビンA1c5・0、AST18、ALT16、γ-GTP20。

体重76kg。体脂肪率10%。経過良好につき、次回は半年後にと、約束をした。

半年で見える景色が変わった。

「糖尿病かもしれない……」と恐怖を感じたあの日に帰りたいとは、もちろん思わない。けれど、あの日があったから初めて自分の体に向き合えた。食事の大切さに気づけた。家族のために、がんばれた。そんな自分に自信が持てた。

明日の体は、今日食べたもので確かに変わる。

広人さんの**ダイエットのポイント**

スポーツドリンクは砂糖水と同じ。
水分補給は水やお茶でしょう。

食後の血糖値の急上昇で糖が脂肪に変わる。
防ぐためには**主食の量を半分**にしよう。

糖質少なめ、食物繊維豊富な朝食を。
昼食後の血糖値を抑える効果がある。

目標体重は明確に短期間で設定しよう。
食事や体重を記録し、「**見える化**」しよう。

目で見てすぐに原材料がわかる食材は
栄養素が多く、肝臓に優しい。

タンパク質はしっかり摂ろう。
不足すると筋肉が減り、太りやすい体になる。

ケース

4

山口真理子さん（45歳・女性）

健康は自分をいたわることから脱ストレスで減量エネルギーに！

お気に入りだったチノパンがついにはけなくなってしまった。少し前までは息を止めてお腹をすぼませ、それで何とかボタンを留めていたが、それがどうがんばっても留まらない。思わずため息がもれた。

思い当たる理由はいろいろある。以前はたまに行っていたヨガ教室も、何かと気ぜわしく、時間があれば体を休めたいという気持ちが先に立ち、何だか面倒になって退会してしまった。そんなこんなで〝ぽっちゃり〟のレベルを超えてしまっている自覚はあるが、体重計にはしばらく乗っていない。

看護師の仕事にはやりがいを感じていて、40代も半ばを過ぎた今、職場ではすっかりベテランだ。定期的に来院されているおなじみの患者さんには「ダイエットしなくちゃ」と冗談ぽく言ってみるのだが、「山口さんは癒やしキャラだから、ちょっとふっくらしているくらいがいいよ」なんて返され、結局そのままだ。

何だか自分のことよりまわりの心配ばかりしている。若い看護師は入ってもすぐに辞めてしまったりするので、院長や看護師長には「君が頼りだ」と泣きつかれ、後輩の面倒を見るのも私の役割。そして、子どもの急な発熱などで、夜勤ができなくなる看護師の交代要員は、いつも私だ。独身だから、自分から引き受けてしまう。

かつては結婚を考えた彼氏もいたが、すれ違いが重なって結局別れてしまい、気づいたらこの歳になっていたというのが正直なところだ。もはや婚活もあきらめたが、仕事もあるし、実家で1人暮らしをしている母の面倒もいずれ見なくてはならないし、結婚していなくてよかったと思うこともある。

とはいえ、最近はめっきりムリがきかなくなってきた。昔はそれほどでもなかったのに、このところはやけに体が重い。更年期世代になると太りやすくなるというのはわかっていたことで、同世代の友人にはほてりやイライラに悩んでいる人もいるし、ああ、来たな、と思う。

年々疲れやすくなり、週に1~2回の夜勤も正直きつい。体も冷えるし、マッサージに行けば「肩がガチガチで指が入らない」と言われるほどだ。

仕事を終え、足を引きずるようにして家に帰るともうぐったり。当然キッチンに立つ気にもなれず、買い置きの冷凍食品やコンビニのパスタ、大好きな菓子パンなどで食事を済ませ、自分へのご褒美《ほうび》として、風呂上がりにアイスクリームを食べるのが習慣になっている。

勤務中は神経を使ってがんばっているが、1日が終わるとどっと疲れが押し寄せ、朝起きても疲れが取れていない日が続く。

もしかして重大な病気がひそんでいるのではないかと思うようになり、念のため検査を受けると、今更ながら肥満と肝機能障害、そして高血圧を指摘された。血圧が150を超えるのは初めてで、さすがに衝撃を受けた。

若い頃はどちらかというと低血圧だったのに。もし自分に何かあったら、母の面倒はだれが見るのか……と不安が消えず、何か起こる前に健康な体を取り戻そうと思い立ち、以前に知人から聞いた「スマート外来」を受診することにした。

初めての受診

痩せられないのは「がんばりすぎる」性格にあった！

初めてスマート外来を訪ねたのは、寒さが厳しくなり始めた12月初旬だった。健康を取り戻そうと決意を固めたものの、正直なところ本当に改善できるのか半信半疑な気持ちを抱えていた。待合室に座っていると、その病院の雰囲気がよくわかる。受付の感じもいいし、お知らせも見やすい。さりげなくクリスマスのオーナメントが飾ってあり、うちの病院でもまねできないかとつい考えてしまう。「今日の私は〝お客さん〟なのに、また仕事のことを考えている……」と気づいてハッとする。

自分の順番が来て、診察室に入るとO先生がいた。

「……そうですか。未病のうちに健康を取り戻したいと。真理子さんは自分のことも冷静に見られる優秀な看護師さんですね」

「あ、いえ。でもきっと更年期の影響もありますよね。太り方が前とは違ってきた気がするんです」

「ご存じのとおり、**年齢とともに女性ホルモンのエストロゲンが低下すると、自律神経も乱れますから血圧も不安定になりがちです。同時に基礎代謝も下がるため脂肪をため込みやすくなる。**筋肉量が減少するのも関係しています」

わかっていたつもりでも、面と向かって聞くと現実の厳しさに気持ちがくじけそうになる。先生はそんな私を見透《みす》かしたように、

「大丈夫。真理子さんなら、ちゃんと理解して取り組むことができますよ」

と言い切ってくれた。

「**内臓脂肪というのは、胃、腸に流れる血管を覆う膜にたまっていく脂肪のこと**です。同年代の男性に比べて、女性は皮下脂肪はつきやすいのですが、内臓脂肪はつきにくく、メタボリック症候群のリスクは低いのです。なぜ女性に内臓脂肪がつきにくいか、ご存じですか？」

「いえ、聞いたことがありません」

「女性ホルモン、エストロゲンが内臓脂肪の増加を抑えてくれているのです。**女性は閉経が近づくにつれ、エストロゲンが減ってくるので、若いときに比べて、内臓脂肪がつきやすくなります。**それと同じ理由で、**肝臓の細胞の中に脂肪がたまっていく『脂肪肝』になるリスクも40代後半から急激に高くなる**んですよ」

今の私は、身長１６４㎝、体重77㎏。身長と体重から割り出すＢＭＩが28・63。肥満度の分類で言うと肥満（1度）にあたる。そして体脂肪率は42％だから、かなり高い。また、肝機能の数値はＡＳＴ26、ＡＬＴ64、γ《ガンマ》-ＧＴＰ37とこちらも危うい。おそらく脂肪肝も進行し始めているのだろう。

これまで見て見ぬ振りを続けてきたが、何か大きな病気に繋《つな》がることのないように改善したいと思っていること、そして目下《もっか》の困りごとはやたらと疲れやすく、夜勤の仕事がつらいことだと訴えた。

「本当にがんばり屋さんですね。真理子さんのような人は、人の世話にかかりきりになって、自分のことを後回しにしてしまうのでは？　ほかにも日常生活の中で気になることがあるのではないですか」

これまでいろんな病院のいろんな先生を見ているが、そんなことを聞いてくださる先生は初めてだった。少し驚きながらも実家の母が1人暮らしで訪問介護やデイサービスを受けていて、「要支援2」に分類されていることを打ち明けた。

母には再三、実家に戻ったほうがよいかと尋ねていたが、まだ1人で大丈夫だと言うので何かにつけて様子を見に行くようにしていた。それがこのところは、玄関で転んだだの、診察券が見つからないだのと頻繁《ひんぱん》に電話があり、慌ててクルマで駆けつける羽目《はめ》になっていて、何だかんだと振り回されてばかりだ。

妹も同じ地域に住んでいるのだが、高校受験を間近に控える娘のことで頭がいっぱいで、「看護師をしているお姉ちゃんのほうがお母さんも安心でしょ」と言い、私に任せきりだ。家族のことはあまり人に話したりしないほうだが、思わず感情的になってO先生にぶちまけてしまった。

「そうですか。**痩せられないのはいろんな心配事が重なっている上に、実際に実家との行き来でエネルギーを使い切ってしまっているからですね**」

先生はさらに続けた。

「真理子さんは〝我慢の容量〟を使い果たしてしまっています。**がんばりすぎているからダイエットが続けられなかったのですよ**」

私は初めて自分の味方を見つけたような気がした。

▼ストレスをとにかく1つ減らそう

「まずはお母さんのことで、負担を減らす対策を考えなければいけませんが、職場のほうはどうですか？　ストレスを感じていることはありませんか？」

そう言われて、すぐに同僚の看護師たちの顔が浮かんだ。少し迷ったが、ありのままを話すことにした。

「私は独身だし、今の職場では古株なので、夜勤も規定のギリギリまで入れているんです。本当はちょっと減らしたいんですが、子どもが熱を出したとか言われると、シフトを交代してあげたりして」

「上司にちゃんと相談していますか？」

「一応……」

「例えば夜勤のない外来に移ったり、あるいは夜勤の回数を減らしてもらったりすることはどうですか？」

先日も看護師長から、「きついシフトに対応してもらって悪いわね、もっと働きやすい環境にしたいのだけど」と言われたことを思い出した。最近、1人産休に入って、シフトを回すのが大変なのだ。

考え込む私に、先生は「**いい人でいるのをやめましょう**」と告げた。

「あなたは1人しかいないんですよ。いろんな問題を抱えて、がんばりすぎてエネルギーが枯渇《こかつ》しそうになっているんですよ。**疲れやすいのは、肝臓に脂肪がたまり、肝機能が低下していることも関係しています**。まずは肩の力を抜いて、**エネルギー**

をダイエットに回せるような環境を作ることから始めていきましょう。これはよくお話しすることですが、人は困ったことが2つまでなら対応できるけれど、それが3つにもなるとすべてうまくいかなくなる。心配事は2つまでに収めましょう」

希望を込めてうなずく私に、

「全部自分で抱え込む必要はありません。**必要なときに、ちゃんと人に助けてもらわないと、できることもできなくなってしまいますよ**」

と、先生は言ってくれたが、正直なところ私はまだ「そうしたいのはやまやまだけど、本当に可能なんだろうか……」と思っていた。

先生からの処方箋

ストレス要因が1つ減るだけでエネルギーが復活します。

▼夜食や深夜のお菓子をやめよう

「次に、食生活についても見直しましょう」

「はい」

私は思わず姿勢を正した。

「食事以外でお菓子や甘いものは食べていますか」

「そうですね……。やっぱり夜勤のときでしょうか。大体3人で詰めているんですが、手持ち無沙汰というか、口さびしいというか。女性が数人集まればお菓子は欠かせないんですよね」

そう答えながら、20代、30代の後輩看護師たちは、同じように食べているのに全く体型は変わらないことにふと気がついた。

それ以外にも、仕事の後にコンビニやスーパーに立ち寄り、食料品だけでなく各社が競い合うように売り出しているさまざまなスイーツを買って試すのが、私の一番の楽しみなのだ。

さらに出不精《でぶしょう》の私の元に姪《めい》がときどき遊びにきてくれるのだが、彼女は必ず袋いっぱいのお菓子をおみやげに持ってきてくれる。それを食べたら、さらなる肥満に繋がることはわかっているのに、どうしてもやめられない。

「我慢しないといけないことは、頭ではわかっているんですけど……」

「**糖質を摂りすぎれば、脂肪となって体にため込まれてしまう**ことも、十分ご存じですよね。でも、それがもう習慣になっていて、簡単にはやめられないと思っていらっしゃる」

私がおずおずとうなずくと、先生は私の顔をのぞき込んで言う。

「何かを我慢するには、かなりのエネルギーが必要です。**根本的な原因を解決しないままだったら、真理子さんには新たなストレスが増えるだけ**でしょう」

ケーキやクッキー、プリンに菓子パン。好きなものを食べている間はすべてを忘れて頭が空っぽになる。無心で口に運んでいるうちに、気づくとスナック菓子1袋を平らげてしまっていたりする。とても人には見せられない。私はどうしたいのだろう。

「さっきお伝えしたように、真理子さんはいろんなストレスを抱え込んでいて、もう自分でコントロールできなくなっているんです。我慢するためのエネルギーすら使い切ってしまっているということ。**それが食欲にも繋がってしまうんです。ストレスの問題を解消するほうが先。食事の改善はその次ですね**」

ここに来るまで、自分がそんなにストレスまみれになっているとは思わなかった。本当に習慣を変えることはできるのだろうか。

「夜勤中や仕事の後のお菓子をやめられる方法を一緒に考えていきましょう」

先生からの処方箋

我慢のエネルギーを使い切ると食欲に簡単に負けてしまう。

▼アルコールと糖質の同時摂取はNG

「ちょっと視点を変えましょう。ストレスのことはいったん忘れて。お酒はどうですか？　どんな頻度で、どのくらいの量を飲まれますか？」

「昔はたまに友人と飲みに行っていましたが、最近は外で飲むことはないんです。夜勤明けで帰ってきて朝眠ることになると、夜に寝付けなくなってしまうのでそんなときに飲んだり、あとは休日ですね。週に2～3回というところでしょうか」

「どんなお酒を？」

「アルコール度数が高めな缶酎ハイ、えっと、500㎖のものを1本くらいでしょうか。お菓子に比べたら、お酒はなくても大丈夫です」

「お菓子も、お酒も」というのでは先生にあきれられてしまうような気がして、この期《ご》に及んで優等生になろうとしている自分に気づき苦笑いした。

「真理子さんはまじめな人だから、常に気を張っているのかな」

O先生は電子カルテに記録しながら、つぶやくように言う。

「えっ、ああ……。仕事ではそうかもしれません。お酒を飲むと緊張がほぐれるような気がしますし、眠れないというのもストレスになるので」

「お酒の量はそれほど多くないんですね。あと、毎日でもない、と」

「はい。食事と一緒に必ず飲むというわけでもないんです」

「おつまみはなしですか?」

「ないときもありますけど……。食べてもポテトチップスぐらい」

「ポテトチップスって、エネルギー量が1袋60gで約330キロカロリーもあるんです。おにぎり2個分です。折角ご飯を半分にしても、帳消しになってしまいます。それだけではありません。アルコールを飲むと、肝臓はアルコールを解毒することを優先して働きます。だから、**アルコールと一緒に摂った糖質や脂質はエネルギーとして使われないため、効率よく中性脂肪となって体にたまっていく**のです」

「一枚一枚は薄いけど、ボリュームありますものね」

「食べ始めると途中でやめられないでしょう。肝臓をいたわるためにはポテトチップスは控えることをおすすめします」

脂肪肝の正式名称である**「代謝機能障害関連脂肪性肝疾患」には、診断基準に飲酒量の範囲が定められているのだという。女性ならエタノール換算で1日平均20g以下、男性なら30g以下。4%ビールを1日500㎖1本以下がその範囲。**だから、私の脂肪肝はアルコールというよりは糖質の摂りすぎが問題なのだろう。

とはいえ、アルコールはそもそも肝臓に負担をかけるし、おつまみの問題もあるし、飲酒は減らしたほうがいいのだろうな。

「それから、真理子さん、サプリメントを飲む習慣はありますか？」

「いえ、特に決まったものは……」

「それならよかった。サプリメントや薬は、肝臓で分解されることは知っていますよね？　肝臓の大きな働きの1つに、物質の分解処理や解毒があります。**薬もサプリメントも、数が増えてしまうと、副作用のリスクが増えるだけでなく、肝臓を傷**

めてしまうのです。薬の場合、自己判断で減らしてしまっては、体に変調をきたすおそれがありますが、サプリメントはやめても問題がありません。ですから、サプリメントはいったんやめてもらい、肝臓を休ませることをアドバイスしています。肝臓を必要以上にがんばらせないようにすることが大切ですからね」

確かにそうだと納得した。知っておかないといけないことはたくさんあるな。

「もう1つ、身近なのにあまり知られていない、肝臓にとってよくないものがあります。何だと思いますか？」

「えっと、何でしょう。お酒、サプリメント、薬のほかに……？」

私は授業中に急に当てられたときのようにドギマギしてしまった。

「『果糖』って知っていますか？ その名前が表すとおり、果物などに含まれる単糖類の一種ですが、**果糖による肝障害を引き起こしているのが、『砂糖』と『果糖ぶどう糖液糖』なのです**。砂糖は、果糖とブドウ糖が1対1で合わさってできたもの、果糖ぶどう糖液糖は、果糖の割合が50％以上90％未満の、主にとうもろこしから人工的に作られた糖のことです。果糖ぶどう糖液糖は、砂糖より安く、液体で加工食品に混ぜやすいため、ありとあらゆる加工食品、清涼飲料水に含まれているんです。果糖とブドウ糖の2つの成分のうち、特に果糖が肝臓を傷めつけることが知られています。**果糖は、ゆっくり摂ると小腸でブドウ糖に変わるのですが、多量に摂ると処理速度が間に合わず、果糖のまま直接肝臓に向かい、肝細胞が機能不全を起こしてしまうのです**」

「そうなんですね……」

ケチャップやドレッシングに始まり、ハムやソーセージ、お菓子や加工食品のほとんどに入っているのだそう。だから加工食品は減らすのが望ましいのだ。

先生からの処方箋

脂肪肝と肝機能改善には、①アルコール、②薬・サプリ、③砂糖・果糖ぶどう糖液糖を減らす！

▼タンパク質で筋肉量を増やそう

「真理子さんの検査結果で骨格筋量は13kgです。女性の平均値は16・4kgなので、ちょっと少ないですね」

私のように体脂肪率が42%と高めで、筋肉量が平均以下の場合、基礎代謝を上げるためにも筋肉量を増やすことが重要だという。痩せやすい体を作ることにも繋がるそうだ。やっぱり運動なのか……。

「運動もいずれおすすめすることになりますが、**ムリなく実践するために、真理子さんの場合は運動よりも先に食事面から**お話ししていきますね」

「筋肉ってことは、やっぱりタンパク質ですか？」

「そのとおりです。さすがですね。ムリなく上手に摂っていくために、量の目安を覚えておきましょう。**1食ごとに摂りたいタンパク質の量は20～30g**ぐらいです。例えば肉や魚なら、100g中にタンパク質が約20g含まれています」

「それはわかりやすいです」

「肉や魚以外にもタンパク質が含まれている食べ物があります。どんなものか知っていますか？」

頭の中に卵や牛乳が浮かんだ。そのほかに何かあったっけ……？

「タンパク質には植物性のものもあります。代表的なものは大豆がそうですね。**豆腐や油揚げ、納豆など、大豆製品にはさまざまな食品がありますから、これらの食品を積極的に組み合わせて摂るとよいでしょう**」

「なるほど。大豆にはどれくらいのタンパク質が含まれているんですか？」

「豆腐なら3分の1丁、納豆1パックで約7gです。そのほかに、卵1個、乳製品だと無糖のヨーグルト150gにも約7g。これらの食品から3つを選んで食べると、タンパク質21gが摂れます」

それを目安にして食品を選べばいいのか。納豆ご飯に卵をかけてもいいかもしれない。ただ我慢するのではなくて、メニューの選び方次第で工夫すればよいのはありがたいと思う。

「糖質はなるべく減らしたいですから、小腹がすいたときにちょっとつまむのも、お菓子でなくてこういうものにするといいですよ」

先生のアドバイスが心にしみる。タンパク質は体を作る材料になるものだから、減量ばかりでなく、健康のためにも積極的に摂るのがよさそうだ。

先生からの処方箋

1食ごとにタンパク質20〜30gずつを目安に。基礎代謝を高めることが減量成功の近道！

▼がんばり屋な自分も肝臓もいたわろう

「ここで整理しておきましょう。真理子さんはストレスが一番の原因になっていると思われますから、**最初に取り組むべきなのは今の勤務状況や生活環境を変えて心**

の負担を減らすことです。そこはどうですか？」

「はい、まさかそんなことが肥満だけじゃなくて、肝機能にまで影響しているとは思っていなかったので、ぜひ変えていきたいと思っています」

「**肝臓はよく〝沈黙の臓器〟と呼ばれます**。**よほど悪くならない限り症状が何も表れないからです**。でも気づいた時点で変えていけばちゃんと改善できますよ」

自分で言うのもなんだが、私みたいだ。

人の手助けをしたいという思いで看護師の仕事を選んだが、一方で、自分が我慢すれば……と思いがちなところがある。仕事も介護もムリなく続けられるようなスタイルに変えていかないといけないのだ。

先生からの処方箋

肝臓はたとえるなら無口で健気な人。
倒れる前に救ってあげたい。

▼5カ条でじっくりと減量を目指そう

「肥満や脂肪肝を改善するために、皆さんに**実践していただいている『5カ条』があります。それは『毎日体重と食事を記録する』『甘い飲み物をやめる』『野菜を増やす』『糖質（精製穀類）を減らす』『加工食品を減らす』**です。最初の項目は毎日体重を量って記録することですが、真理子さん、体重は毎日量っていますか？」

「いいえ。量っていません」

「これから実際に体重が減っていくと、乗るのが楽しみになりますよ。習慣化することが大切ですから、毎日量って記録することはできますか？」

「はい、がんばります」

「それから食事の記録も残すようにしましょう。何をどれくらい食べると、どう体重が変動していくか。その経過がわかりますから、とても大切なことです。もし行き詰まってしまったら、対策を考え直すために役立ちますし、**順調に進んでいけば**

自分への励ましになります。**変化が何よりのご褒美ですからね。真理子さんはもっと自分を大切にしないといけません**」

たかが記録、されど記録なのだ。最初は正直ちょっと面倒だなと思ったが、普段の仕事でカルテや日報などを残すのと同じことだと思い直す。ちゃんと記録しておかなかったら、どんな経過をたどったのかわからなくなるし、私がこれまでトライしたダイエットと同じようにまた失敗に終わってしまうだろう。

「減量の目標は、1カ月でマイナス2kgです」

「えっ、それだけですか？　私、この1～2年だけで10kgくらい太りまして……」

「意気込んでも、**急激な減量は負担になりますからね**。**1カ月で終わりではない**ですし、最初の1カ月でマイナス2kgという目標は実際のところどうですか？」

「それならがんばれそうな気がします」

「できそうだと思えるなら達成できますよ。では真理子さんに1つ問題を出しましょう。3カ月でマイナス5kgという目標を達成できた人とできなかった人がいます。双方のデータの中に決定的な違いがあったのですが、それはいったい何だと思いますか？」

「何でしょう。やっぱり食事の問題ですか？」

「あくまで目標達成のお話なんですが、その違いは**減量すると決めてから最初の1カ月でマイナス2kgを達成できたかどうか**。その違いでした。これを『マイナス2kgの法則』と呼んでいます。最初の1カ月はとても重要だと言えますね」

「うまくいくかどうかは、私のがんばりにかかっていますね」

私も以前は食事制限をしたり、運動をしたり、いろんなダイエットを試したことがある。一時的には成功したこともあるが、ムリなダイエットはやっぱりつらいし、結局リバウンドしてしまった……。

「とは言っても気負うことなく、一歩一歩進んでいきましょう。そのために私たちがついているのですよ。次回は1カ月後にお越しいただきたいのですが、いつがいいですか？」

「では、15日の午後でもいいですか？」

「お待ちしています。これから年末年始をはさんでしまいますから、人とお会いになる機会も多いでしょう。誘惑の多い時期でもありますから気をつけてください。それと、すごくがんばったとしても、いきなり10kgの減量ができるわけではありません。焦らず気長に、でもあきらめずに取り組んでいきましょう。次にお会いするのを楽しみにしていますよ」

先生の言葉に送られて診察室を出た。

今まで失敗したダイエットも、私1人だったから成功しなかったのだ。今回は専門家がついているのだから、きっと大丈夫だろうと自分に言い聞かせた。

先生からの処方箋

大切なことは、大幅に減らすことではなく、ゆっくり落としてキープすること。

1カ月後

減らせたのは0・5kgだけ……
でもストレスを減らすよう行動できた！

1カ月はあっという間だった。

毎日、体重と食事の記録をつけた。夜勤のときのお菓子は、同僚との付き合いもあるので完全にはやめられず、ゼリーや寒天にした。仕事の合間には、今まで缶やペットボトルの甘いミルクティーやカフェオレを飲んでいたが、ハーブティーをポットに入れて持ち歩くようにした。タンパク質のおかずも増やした。

先生が言ったとおり、年末年始は人と会う機会も多い。それに実家の母は不自由な体をおして私のためにおせちやお雑煮を作ってくれたので、それを拒否することはできなかったが、おもちの数を減らしたり、昆布巻きや田作りなどをせっせと食べて、きんとんにはほとんど箸をつけないようにした。

夜勤の問題は、看護師長にシフトの相談をしたいと申し出たが、面談の時間を作るから少し待ってと言われている。実家を訪ねる回数は減っていないが、急に呼び出されるとストレスになるので、こちらから定期的に出向くようにした。

自分なりに食事の改善に取り組んだつもりだったのに、体重は全く減らなかった。O先生に合わせる顔がないと思っていた。

最初の受診から1カ月後、おそるおそる足を運ぶと、先生は前回同様に待っていてくれた。先生と向かい合い、自分なりにがんばってはみたが1kgも減っていないことを報告していると、思いがけず涙がこぼれてしまった。

「よくがんばりましたね。確かに体重は変わっていませんが、**中性脂肪も、それから血圧も140まで下がっていますよ**。**真理子さんの努力はちゃんと数字に表れています**」

まさか褒められるとは思わなかった。先生の言葉に、再び目頭が熱くなった。

「肝機能の数値のほうはAST22、ALT32、γ-GTP32ですから、ちゃんと減っています。1カ月で終わるものではないと言ったでしょう？　まだまだこれからですよ」

診察室に来るまでは、ここまで太ってしまった私が減量なんてムリなのではと思っていたが、**体重以外の数値に変化があった**ことには驚いた。

「がんばったのに体重が減らない場合には、いくつかの理由が考えられます。減らしたつもりでも無自覚に食べている場合や、もともとの食事量が多すぎな場合、あるいは慢性的な便秘や薬の副作用、そして過剰なストレスです。真理子さんはやはりストレスの問題ですよね。ここはもうちょっと踏み込んで考えたほうがよさそうですが、どう思われますか？」

「この中で言うと便秘はあてはまりますね。薬を飲むほどではないのですが、2、3日出ないことはよくあります。あとは、先生のおっしゃるとおりかもしれません。夜勤のシフトもそんなに簡単には変えられないし、もうどうしたらいいか……」

再び涙がこみ上げそうになった。心が不安定でどうにもコントロールできない。

▼人に頼って減量に集中できる環境作りを

もともと私は人に愚痴《ぐち》を吐き出すことも苦手で、不満を自分の中にためてしまう。そのためにずっと1人で思い悩んでしまうことが多い。

「真理子さん、何もしなかったわけではないじゃないですか。先ほど勤務先にシフトの話を申し出たと」

「はい、今度面談をすることになってます」

「大きな一歩ですよ！　それは今までできなかったことですよね？」

私はハッとした。母の介護のことも、何もしなかったわけではない。年末年始に帰省したときにケアマネジャーさんから話を聞いて、要介護認定の区分変更の手続きについて提案されていたのだ。減量が進まずついネガティブな気持ちになったが、1カ月前とは変わっていることもたくさんある。

「お母さんの介護に関しても動きがあるんですよね。負担を減らすことはできそうですか？」

「はい、母は『要支援2』の認定を受けているのですが、以前よりも介助が必要になってきているので、『要介護1』への変更申請をしたらどうかと言われています。でもちょっと決めかねていて」

「そうですか。真理子さんにもお母さんにも、よい結果になるといいですね」

1人で抱え込まず、妹も含めてまわりの人に協力を依頼することが必要なのかもしれない。ケアマネジャーさんとはメールで連絡を取れるようにしたので、それを妹とも共有できるようにしていこう。いくら妹が忙しいといっても、大切な母のことなのだから、彼女を説得して巻き込んでいくしかない。

先生に話しながら問題点を明らかにし、それを言葉にすることで、改めて解決の糸口が見つかりそうな気がしてきた。

「**精神的なストレスの解消がやはり先です**。**それを解決して初めて減量の問題に十分エネルギーを注ぐことができるんですよ**。だから全然焦る必要はありません。真理子さんはちゃんと前に進んでいますから」

これから仕事を続けていくためにも、シフトについてきちんと話し合わなければ。自分がよい状態でなければ、患者さんのこともきちんと見てあげられない。決して後回しにしてはいけないのだ。

先生からの処方箋

ストレスの解決が先、減量はその後から。

▼簡単に作れる野菜スープが減量の味方

「食事の対策も改めて見直していきましょう。食事の記録を見ると、野菜が少し足りていないかもしれませんね。先ほどのお話で便秘になることがあるということでしたが、野菜をしっかり摂ることも有効な便秘対策になります。野菜についてはどうですか？」

「お菓子やデザートを減らしてタンパク質を増やすことはわりとムリなくできたんですが、確かに野菜については気が回っていないところですね。サラダとか、野菜の多いお惣菜を加えるようにしたらいいのかしら」

先生に言われて、ここは耳の痛いところだった。もともと料理は嫌いなわけではなく、むしろ好きなほうだった。休日に時間をかけて凝った料理を作ったり、家に友人を呼んでもてなしたりするのも好きだったのだ。

でも、このところは休む暇があるなら寝ていたいと思ってしまうので、食事も冷凍食品やスーパーやコンビニのお弁当などで済ませがちだ。食品売り場に行くと、最近はクリームたっぷりの菓子パンやお惣菜パンも多いので、ついあれこれ試したくなってしまう。そもそも、夜勤でこうしたパンや手間のかからないカップ麺を食べることが増えて、それが太る原因の一端になったのだった。

「野菜はビタミンや食物繊維も摂れますし、**野菜をたっぷり摂るようにすると、満**

足感を味わいながら食欲にブレーキをかけることができます。手作りがムリでも、**加工食品よりはお惣菜や宅配弁当などを選ぶといい**ですね」

「母の手続きが無事に進んだら時間もできるかもしれないので、もう少し自分で料理をしたいと思っているんですが……」

「**お弁当を野菜たっぷりのスープ**にすることをおすすめします。真理子さん、スープジャーをお持ちですか？　広口の保温容器です。このジャーのいいところは、時短でスープが作れるところです。例えば、一口大の野菜にコンソメと切ったとり肉を入れて火にかける。沸騰させた状態でジャーに入れると、60℃くらいで中の温度がキープされるので、半煮えでジャーに入れても、昼にはすべての具材に火が通ったスープになっていますよ」

確かにそれなら手間も減るだろうし、罪悪感に苛《さいな》まれながら食事をするより精神的にもいいだろう。

「夜勤のときには、出勤前の食事のときにスープを作ってしまって、夜勤に持っていくといいでしょう」

そのほかに先生は**冬ならではの鍋物もおすすめ**だと教えてくれた。白菜や春菊、大根、にんじん、しいたけやしめじなどのきのこ類も入れた鍋なら、お腹いっぱいに食べても大丈夫だと。

また、通常ビタミンCは加熱すると壊れてしまうが、野菜に含まれるビタミンCはスープを汁ごと飲めば摂れるという。

「野菜をたっぷり摂って肝臓に負担のかからない食べ方を続ければ、脂肪は肝臓から落ちていきますから健康にもなるし、体重にもきっと変化が表れますよ」

先生からの処方箋

たっぷりの野菜は食欲のブレーキになる。
肝臓にいい食べ方で必ず脂肪は落ちていく。

▼食事は時間どおりにとろう

「食事に関して、もう1つ気をつけていただきたいことがあります。それは食事をする時間のことです。シフト制の仕事をしていると不規則にならざるを得ないと思いますが、なるべくなら規則正しく、決まった時間に食べるように心がけていただきたいんです」

「ああ、それは……」

夜勤のときとそうでないとき、あるいは休日も含め、食事の時間はバラバラだ。正直難しいように思えたが、今はあまりにも無自覚すぎるのかもしれない。気持ちに余裕がないせいか、仕事の前はバタバタなので食事はろくにとれず、それもあって休憩時にはむしろ食べすぎてしまう。家に帰ってからは仕事から解放された気分になってドカ食いをして自己嫌悪に陥る、そんな繰り返しだ。

あるいは、食べられるときに食べておこうと、まだお腹がすいていなくても詰め込むように食べたりすることもある。こんな食生活でいいはずがない。
「**お昼に出勤するときは、その前に昼食をとって、帰りが深夜なら帰宅後に食事はとらないようにしましょう。**真理子さんの場合、不規則に夜勤が入りますが、**食事の時間を普段と変えないようにしましょう。**体内時計のリズムは、食事と光の2つの刺激によって作られます。だから、**夜勤明けの朝食を抜かないこと、夜勤明けの朝に光を浴びないことも大切です。**光の刺激を受けないように、ブルーライトカットのサングラスを使うといいですよ。でも、**『こうでなきゃいけない』と自分をがんじがらめにしないでくださいね。**理想的なルーティーンを決めて、それに近づけるようにすること。そして決して自分を責めないことです」

先生からの
処方箋

ゼロかイチかという二者択一から脱却を。大切なのは「許容範囲を選択できる力」。

▼筋肉がない人は筋トレにチャレンジ

「体重はともかくタンパク質は以前より摂れているし、今回はもう1つ取り組むとよいことをお話ししますね。それは運動なんですが、真理子さんはそもそも運動が嫌いなわけではないですよね」

「はい。でも、今は体が重くて取り組めていません」

「体を動かさないと、やはり筋肉は落ちてしまいます。デスクワークではないから、ある程度お仕事で体を使うこともあるでしょうが、それでも筋肉量は平均より少なく、疲れやすいことにも多少影響しているかもしれません」

先生によると、減量に取り組む時点で筋肉量がどれくらいあるかによって、運動を取り入れるタイミングも違ってくるのだという。

「運動なしで減量すると1カ月目から脂肪とともに筋肉も減少します。脂肪量と筋肉量はどちらが先に減るということはなく、ある程度同時に減るんです。もともと筋肉量の多い肥満の方は、1～2カ月間、筋肉量が減ってもさほど問題はありません。運動なしでも、タンパク質不足に注意するだけでよいでしょう。真理子さんの場合は、筋肉量が少ないので、これ以上**筋肉量を減らしてはいけません。それには、筋トレを取り入れる必要があります**」

「ウォーキングとか、有酸素運動ではだめなんですか？」

「何もしないよりはいいですが、筋肉の量が増えると、基礎代謝を上げてくれて減量の成果も出やすくなります。真理子さんには、**食後30分以内に実践するスロースクワットをおすすめ**します。ゆっくり体を上下しながら1分間行ってください」

「やっぱり運動なしではだめですよね」

「筋肉はダイエットの強い味方ですよ。食後血糖値が抑えられますので、**食事で摂った糖が脂肪に変わるのを抑えられます**」

運動なんて絶対ムリだと思い込んでいたが、1分ならできるかもしれない。

「自宅なら食事の前後にテレビでも見ながらちょっとがんばってみる。あるいは勤務先で誘える人がいれば一緒にやってみるのはどうですか？　仲間同士で一緒に取り組むのもダイエットを成功させる秘訣ですよ」

同期のSちゃんの顔が浮かんだ。ポリポリとお菓子をつまみながらダイエットしなきゃねえと話しているより、一緒にスクワットをするほうが前向きだ。

「運動のメリットは、リバウンドを防ぐこともできる点です。真理子さんのように骨格筋量がもともと少ない人は、短時間でも筋トレの効果が得られます。注意点としては、最初はイスやテーブルにつかまって行ってくださいね」

診察室に入ったときは世界の終わりのごとく悲壮な気分だったが、先生のおかげで再び前向きな気持ちを取り戻し、もう一度やってみようと思えるようになった。

先生からの処方箋

運動習慣がないなら、スロースクワットがおすすめ。

2カ月後

前月からマイナス1・5kgを達成！趣味の活動も再開！

最初の1カ月は全く体重が減らず、やっぱり私にはムリなのか……と心がくじけそうになった。しかし先生の言葉に励まされ、あきらめるのはまだ早いと気持ちを切り替えることができた。負担となっている夜勤の問題や介護の負担をクリアすることが欠かせないということで、まず看護師長に直談判《じかだんぱん》し、夜勤がつらいこと、それが体調悪化に繋がっている現状をありのまま相談した。

「決まったシフトを交代してもらうことがありましたね。夜勤の時間や回数には厳しいルールがあるし、夜勤後の休息も考慮してシフトを組んでいるんだから、お子さんの具合が悪いからって安易な交代では負担が増えるのは当然でした。シフト担当から私のところにも報告は来ています。負担が大きくなっていて本当に申し訳なかった。夜勤をなくすことはできないけれど、これからはもっと考慮しましょう」そんな返事をもらい、もっと早く言えばよかったと思った。最後に看護師長が「健康管理に努めるのは看護師としてもよい」と褒めてくれた。

一方、母の介護の件では意を決して妹に話をすると「お姉ちゃんに押しつけて悪いと思っていた」としきりに謝られ、私のほうが驚いた。霧が晴れるように心配事が消えていき、私は以前より自由になる時間を持てるようになった。

先生に勧められた野菜スープや鍋料理をさっそく自分でも作ってみるようになったし、すっかりやる気になって料理道具や作り置き料理のレシピ本を買い込んだ。

さらに失った時間を取り戻すように、以前好きだった刺繍《ししゅう》をまたやってみようと思い立ち、何年も前に買ったクロスステッチ刺繍のキットを押し入れから引っ張り出した。夜に1人でチクチクと針を刺していると時間を忘れる。集中して無心になることでむしろ充実感を覚えるのは不思議なことだった。

すっかりハマった私は仕事場にも刺繍キットを持っていき、休憩時間にもお菓子をつまむのではなく刺繍をして過ごすようになった。興味を持ってくれた同僚にプレゼントしたり、手持ち無沙汰だという入院患者さんに勧めたりもした。

そんな日々を過ごしているうちに、ついに体重が減り始めた。なんとマイナス1・5kg！　そうなるとうれしくなり、食事の記録にも自炊の日が増えていく。

前回とは違い、次の診察日が待ち遠しかった。今度はよい報告ができると思い、意気揚々と診察室に向かった。

「真理子さん、いいですね！　体重はちゃんと減ってきています。前回のマイナス0・5kgと合わせれば、2kgの減量をクリアしているじゃないですか。肝機能もAST17、ALT19、γ-GTP30と、こちらも順調。この調子です！」

先生の笑顔がとてもうれしかった。

▼体脂肪率37％以下になると見た目が変わる

「あのう、先生、体重が減り始めても、見た目ではなかなかわかってもらえないんですね。もともとが太りすぎだったからでしょうか」

「体重が減って、血液検査には結果が出ていますが、見た目はそうすぐには変わっていかないですよね。皮下脂肪が減っていかないと、外見は変わらないんです。体の脂肪は、肝臓の脂肪、内臓脂肪、皮下脂肪の順に落ちていくので、真理子さんの場合、脂肪肝がよくなり、内臓脂肪が減ってきた状態。だから、まだ皮下脂肪が落ちていないだけなんですよ。私たちの外来でデータを取ったところ、**皮下脂肪が落ちていくのは、体脂肪率37％以下になってから**でした。真理子さんは……あと数kgで37％の壁を越えます。37％の壁を越えたら、1kg減量すれば減量しただけ、顔や体のラインが変わっていきますよ」

「そうですか、体脂肪率を見るといいんですね」

「体脂肪率が37％に近づくと、頬の肉が落ちて顔の輪郭がスッキリしたり、ウエストも細くなったりしますから、人からも指摘されるようになるでしょうね。でも、**変化としては何よりも真理子さん自身、体がラクになる感覚が持てますよ**」

そうだった。私が最初に先生に言ったのは、疲れやすいのをどうにかしたいということだった。体重が減るというのがあまりにも久しぶりのことで「人に気づいてほしい」なんて欲が出たのかもしれない。

「このところ休みの日に寝てばかりということも減りましたし、趣味の時間を持てるようにもなりました。私にとっては大きな変化だと思います」

「これから減量が進めば、変化が加速してきますよ。こんな風になりたい、変化を人にもわかってもらいたいと思うのはとてもよいことです。次回が楽しみですね」

まさに自分が変わっていく感触がある。それはとてもうれしいことだ。若いときと同じというわけではないけれど、ちゃんとがんばれば報われるのだ。

先生からの処方箋

モデル体型を目標とする必要はありません。健康的な体脂肪率の目標は女性なら30％以下。

3カ月後

さらにマイナス2kgを達成！いろいろなことがうまく回り始める

先生の言ったことは本当だった。**体重というより体脂肪率が着実に減ってくると、周囲から「痩せたんじゃない？」「何かやってるの？」と聞かれることが増えた。**

相談したおかげで夜勤が少し減ったし、シフトの交代が私ばかりに集中することもなくなった。それで職場の人間関係に影響が出たということはなく、むしろ今までの私はどれだけ周囲の評価や反応、言ってみれば人の顔色を気にしてきたのだろうという気持ちになった。

「独身の私が助けてあげなければ」とか、「先輩なんだから面倒を見ないと」などと思い込んで、自分で自分を追い詰めていたのかもしれない。それがストレスになり、そして脂肪として、文字どおり重荷となって私の足を引っ張っていたとは。そのことに気づいたら、憑《つ》きものが落ちたというか、ダイエットにも弾みがついた。

定期的な診察は、私の楽しみにもなってきている。3月に入り本格的な春の到来が待ち遠しい時期。O先生はいつもと変わりなく迎えてくれた。

「真理子さん、いい感じになってきましたね。軌道に乗り始めた感じがします」

「ありがとうございます。先生がおっしゃったとおり、**食事や運動って習慣にすると継続していきやすくなりますね**」

「頼もしい言葉です！　体重はさらに前回からマイナス2kgを達成できていますし、体脂肪率は37％にまで落ちていますね。今日はパッと見て変化がわかりました。肝機能はAST17、ALT18、γ-GTP30ですから、こちらも安定しています」

先生に認めてもらって、やっぱりホッとした。最近では家に閉じこもるばかりでなく、友人と旅行に出かけたりもしている。体重が減り始めて、いよいよこれからだという気持ちになっている。こんなフレッシュな気分は久しぶりだ。

▼便秘がダイエットの妨げとなるワケ

変化の糸口をつかんだとはいえ、肥満の解消はまだまだこれからだ。ダイエットを順調に進めていくために気になることをいくつか先生に聞いておこうと思った。

「以前に、体重がなかなか減らない原因の1つに慢性的な便秘があるとおっしゃっていましたよね？　便秘していると、せっかくがんばっても体重が減りにくくなるんでしょうか。出せないものがお腹に詰まっていたら、それは重くなりますよね」

「いえいえ、便が出ないと、便の重さで体重が増えると思われるかもしれませんが、実はそれだけではないんです。真理子さん、大腸でも栄養が吸収されているって知っていましたか？」

「いえ、看護学校では、栄養は小腸で吸収され、大腸では水分が吸収されると習ったと記憶しています」

「私も医学部でそう教えられました。**実は、大腸でも栄養分を吸収している**ことがわかってきたのです。大腸では、腸内細菌の働きによって、さらに栄養を分解し、それを吸収しているのです。また、**肥満のある方ほど、糖質や脂肪から栄養を吸収してくれる腸内細菌が多くなっている**こともわかってきました。ですから、同じものを食べても、太っている人ほど、より栄養を吸収できる、すなわち太っている人ほど太りやすいのです。そして、**便秘になると、食べ物を長く腸内にとどめて、どんどん栄養を吸収していきます**。そもそもの話、腸内細菌はその性質によって種類が分けられ、おおまかに善玉菌と悪玉菌、両者の優勢なほうに加勢する日和見菌の3種類があります。だから、おなじみになった**『腸活』とは、腸によい食材を食べて善玉菌を増やすこと**なんですね」

よく知られる腸内フローラというのは、大腸周辺に住む腸内細菌のすみかのことで、何百兆～1千兆個ものさまざまな菌のお花畑のようなのだという。

便秘がよくないのは、悪玉菌が増えてしまうと、メタンやアンモニア、さらには発がん物質などの有害な物質を発生させてしまい、それらも腸壁から吸収してしまうことがあるからだそうだ。身近なところでは肌荒れとか免疫力の低下などにも繋がるという。

「有害物質も吸収されるということですか！　悪玉菌はなくせないんですか？」

「便宜上、悪玉とは呼ばれてもそれぞれの菌には特徴や働きがあります。そのためバランスを整えるしかありません。つまり、先ほどの話は**便が重いのではなく、結果として痩せにくい体になってしまう**としか言えません。できることは腸内環境を整えて便秘を解消することにつきます」

痩せない理由というところから、その中に慢性便秘もあるという話になったが、ではいったいなぜ便秘になるのだろう。

「興味が広がってきていますね。いいことです。便は自分で前に進むわけではないですから、腸が動かしているわけです。男性より女性に便秘の人が多いのは、女性ホルモンの影響や筋肉が少ないことが影響していると言われています。また、ご飯、パン、麺などの糖質を急激に減らすと、腸の運動が低下してしまうことが実験的に証明されています。**急激に入ってくる栄養が少なくなると、少ない食事から栄養を吸収するために、長く腸内に食べ物をとどめておく反応が起こる**からでしょう。ですから、**糖質は、決してゼロにはしないこと。糖質を減らした重さ以上の野菜を食べて、食物繊維を十分に摂ること**。そして、減量中こそ水分をたっぷり摂ることが、便秘を予防する上で大事なのです」

先生のおすすめ食材はキャベツと納豆、ヨーグルト、大根、山いも、みそだという。よし、さっそく食事に取り入れるぞ！

先生からの処方箋

食べていないのに体重が減らないとき、慢性便秘もその一因に。

▼空腹は〝痩せ〟のスイッチ

「真理子さんが以前お話しされたなかに、ちょっと気になることがあったのですが、空腹になる前に食事をとることが多いとおっしゃっていましたよね」

「はい。小腹がすくと空腹が我慢できなくて、食べてしまっていました」

「我慢しすぎるのはよくありませんが、**空腹って実はチャンス**なんです」

「えっ？　どういうことですか？」

「細胞のエネルギー源となるのはブドウ糖なのですが、血液中のブドウ糖濃度は100㎎／dℓ程度に保たれています。細胞のエネルギーとして使われなかったブドウ糖は、いくつも合わさってグリコーゲンという糖質になり、肝臓と筋肉に蓄えられて、筋肉を使うと筋肉内のグリコーゲンがエネルギーとして使われます。一方、空腹になると、肝臓内のグリコーゲンが分解されてブドウ糖になり、低くなった血糖濃度が維持されるようになっています。空腹でグリコーゲンを使い始めるときに、脂肪がエネルギーに変換されるスイッチが入ります。だから、**グリコーゲンを使い始める前に食事をしてしまうと、体内の脂肪がエネルギーに変わることはなくなってしまいます**。**空腹なくして、脂肪が減る＝痩せていくことはありません**。人間の長い長い歴史から見ると、今のような飽食の時代になったのはごく最近のこと。飢餓状況を生き抜くために、エネルギー摂取が低下すると、自動的にエネルギー消費を節約するようにできているんです。一方で、**体の機能を維持するために、必要な糖を脂肪やタンパク質から生み出す仕組み**も備わっているんです」

「あっ、それは昔習いました。**糖新生**《とうしんせい》ですね」

「そうです。今の真理子さんにはぜひ覚えておいてもらいたい**代謝の仕組み**です。**食事で摂る糖質が少ないと、脂肪やタンパク質などから糖を生み出すもので**、この働きは肝臓で行われます。**脂肪を減らすという意味でも有効なんです**。ただしタンパク質は、本当は減らしたくないので、しっかり補ってあげないといけないですね」

「確かにそうですね。でも糖新生はどのレベルになったら起こるんですか？」

「体に糖が十分足りていれば、糖新生は起こりませんが、**グリコーゲンを完全に枯渇させなくても、グリコーゲンからブドウ糖への変換が起こることが刺激になって、脂肪や筋肉から糖が作られ始めます。**そしてもう1つ、空腹になるといいことがあります。糖新生の代謝の産物であるケトン体はご存じですよね」

「糖尿病の患者さんでケトン体が多くなると危険だって習っています」

「これまでケトン体は悪い面ばかりが強調されて、誤解されてきたんです。糖尿病の人はインスリンの分泌が正常に行われないために糖を取り込みにくいので、エネルギー不足から昏睡《こんすい》状態に陥ることがあり、ケトン体はその指標みたいに考えられてきました。でも、**糖尿病でない人の場合だと、ケトン体は脂肪を分解して生まれる物質で、糖に代わって体を動かすエネルギーになるんです。**いろんな研究が進んでいて、その有用性が認められつつあるところですが、集中力や持続力が増すとも言われていて、スポーツ選手などが注目しているそうですよ」

「それが、空腹状態によって起こるんですね」

「そうです。だから空腹はチャンスなんです。お腹がすいたなと思ったら、脂肪が減ることをイメージして、**糖新生やケトン体の回路が始動して健康になれる『空腹は痩せのシグナル』**だと考えてみましょう」

「何だか目からウロコが落ちました」

「大切なことを忘れてはいけません。**これらの働きは肝臓で行いますから、肝機能がきちんと働いている必要があります**。でも真理子さんの場合、肝機能は順調に改善してきていますから大丈夫でしょう」

先生の太鼓判をもらった気分だ。空腹がチャンスなんて、〝痩せ我慢〟とはまさにこのことだ。そんな我慢なら大歓迎だ。

先生からの処方箋

空腹は「つらい、食べたい」から「糖新生、ケトン体回路、始動！」へ。

▼肝機能の回復で疲れにくくなる

「肝臓ってすごいですね」

私がほとほと感心したように言うと、先生は大きくうなずいた。

「肝臓はとても働き者で、24時間365日、フル回転しているんです。だからぜひ、いたわってあげてほしいんです。安静覚醒時の24時間のエネルギー消費量を基礎代謝と言いますが、**肝臓は筋肉や脳に次いでエネルギーを消費**しています。脂肪肝になると、働きが悪くなるため、エネルギー消費量も落ちてしまいます。**肝臓をいたわって、肝臓の基礎代謝を上げてあげると、痩せやすい体になります。解毒力が上がって、疲れにくい体になります。食べたものを体の必要な栄養素に分解・合成する力が高まるので、体調がよくなります**」

「私もそうなりたいです」

「肝臓の脂肪を落とすことで働きやすい状態にしてあげると、よい循環が生まれるんです。今の真理子さんなら納得できるでしょう？」

「はい、自分で自分の足を引っ張っていたんですよね」

「自覚できたら、もう同じことは繰り返さないでしょう。肝機能が改善するともう1ついいことがあります。それは**免疫力が上がる**ことです。意外に思われるかもしれませんが、肝臓には免疫細胞の一種で、ウイルスや異物を食べてしまうクッパー細胞や、ＮＫ細胞が多数存在しているので、**機能が回復すると風邪などの感染症になりにくくなる**。**なったとしても治りやすくなるんです**」

「へえ、肝臓が免疫と関係していたなんて意外でした」

「そうなんです。驚くでしょう？　文字どおり、そこがまさに『肝《きも》』なんです」

免疫機能と腸内環境の関係は近年注目されている。それは免疫細胞の70％が腸にあると言われているからだ。

それが肝臓にも存在しているというのは驚きだった。改めて肝臓の大事さを思った。そういえば昔、映画があったな。坂口安吾の原作で、具合が悪くなると全部肝臓炎だと診断する医師、「カンゾー先生」の物語だった。戦時中のお話だから、当時の肝臓炎は、おそらくA型ウイルス肝炎のことだろう。私も含め、現代人に体調が悪い人が多いのは、脂肪肝炎という肝臓炎のせいかもしれない。肝臓が悪くなると体調不良となるのは、昔も今も変わらない。そんな気がした。

「やっぱり正しい知識を身につけることが大事ですね。わかっていても、できないこともあるけど……」

「はい、実行力も同じくらい大事です。それで言うと、4つのタイプに分けられます。知識があって実行力もある人、これはすばらしい。この人はそもそも病気になりにくいかもしれませんね。あるいは反対に知識がなくて実行力もない人。このタイプはスマート外来の存在もご存じないかもしれない。私としてはぜひ来ていただきたい人ですが」

「あと2つは……」

「知識がなくて実行力はある人、そして知識はあるのに実行力がない人です。前者は正しく学べば実践できる人なので結果もすぐに出る人ですね。後者はちょっと言い訳が多いので、時間がかかりますが、私に言わせれば治療のしがいがある人です。

真理子さんは、ご自身でどのタイプだと思いますか？」

「えっ、私、今の２つのうちの前者だと思いたいです」

「ははは、それだと思いますよ。でもお仕事柄、体のことに関心がおありですから、打てば響くという感じで理解が早かったと思いますよ。このまま続けていけば、さらにダイエットを進めていけると思います」

毎日がんばる肝臓と同じくらい、私も健康にならないといけない。

先生からの処方箋

肝臓の脂肪を落とすと、基礎代謝が上がって痩せやすくなり、解毒力も、免疫力も同時に上がる。

▼ポジティブな気持ちで減量もうまくいく

「私の場合、ストレス対策や食事も含めて、先生からの数々のアドバイスを実践しているうちに、**自分の考え方が一番の原因だった**ことに気づいたんです。最初の頃はせっかく先生から褒められても、『私なんて……』とか『まだまだ全然だめだ』とか、**自分にだめ出しばかりしていたんです**」

「そうでしたね。見ていればわかりますよ」

「私、かなり太ってしまって肥満なんだというのは自覚してて。でも、これを言えるだけでも成長しているんですよ。今は人の陰口なんて気にしてもしょうがないし、がんばれば変われるって思いますけど、前に知人が私のうわさをしていて、『あんなに太ってたら、ダイエットしてもムダだよね』って言うのを聞いてしまったことがあるんです。それは結構ショックでした。だから褒められても、まずうそだろうって思ってしまうクセがついていたんです」

「褒められたら、素直に受け取ればいいんですよ。ありがとうございますって。そうなんです、私がんばったんですって。だから、**だめ出しじゃなくて、〝よし出し〟をすればいい**って皆さんに言っています」

「先生らしいですね」

かつては食べすぎてしまったりすると、ぐずぐずと悩んで落ち込んで、私はだめだ、だからもういいやと投げ出してしまっていた。でも、**そんなときにはスパッと割り切って、何度でも何度でもやり直せる**のだと先生は教えてくれた。

それでも最初の頃の私は、ちゃんと指導してもらったはずなのに、食べ物に関してもなかなか自信が持てず、「あれはどうですか？」「これはどうですか？」と先生に同じことを何度も聞いてしまった。

そんなときも先生は私に一つひとつていねいに説明しながら、**だめなものを探すのではなく、摂るべきもの、大丈夫なものに気持ちを向けていけるようになれば、食べることが楽しみになる**と教えてくれた。少しずつ自分で判断できるようになればいいのだと。それに気づいたとき、頭をがつんとなぐられたような気がした。

どんなことも前向きな捉え方をすれば、ストレスどころか、喜びが生まれるもとになるのだ。

「ストレスを生み出していたのは自分で、物事の見方がすべての悪循環のもとになっていたんだなって今ならわかります。こんなに変われるなんて、全く思っていませんでした」

「それは何よりです。悪循環、いわば負のスパイラルは卒業できているので、このまま継続していくだけですね。前に習慣を作ることが大事だというお話になったと思いますが、一度習慣になると自然と継続していけるはずですよ」

「そうですね。甘いパンやお菓子を前と同じくらい食べろと言われても、もうムリ。あんなに詰め込んでいたのに」

「いい兆候ですね」

たった3カ月の間に、別人のように人生が変わったような気がする。先生からは、次は来月ではなく、3カ月後の6月に来るようにと言われた。あと3カ月でもっと変わることができるだろうか。

先生からは今まで実践してきたことをやるだけだと言われたが、お願いして外でできるおすすめの運動メニューを聞いた。そろそろ気候も暖かくなってきたし、何だか外でできることがしたいと思うようになっていたのだ。

すると先生は、**15分の速歩きと15分の普通の歩行を繰り返す「インターバル速歩」がよい**と教えてくれた。休みの日に近くの公園や川沿いでトライしてみようと思う。

我ながら信じられない変化だ。それも自分でつかんだ変化なのだとしみじみ実感している。これからの3カ月がさらに楽しみだ。

先生からの処方箋

もう奪われることはない。
自分の体と心、そして揺るぎない自信を。

意志というよりも、〝習慣の力〟は大きいと思う。

先生に「次は3カ月後で大丈夫」と言われたとき、私にはもう何も不安がなかった。やるべきことは身についていて、淡々と継続することで結果がついてくる自信を持てていたからだ。

順調にダイエットが継続できていくと、洋服のサイズが合わなくなってしまったので新しく買い直す必要があったが、季節も春だし、暖かな風を感じながらショッピングに出かけるのは若い頃に戻ったようで楽しかった。新しい洋服を着て、どこへ行こうかと悩むなんて、いつ以来のことだろう。

半年前は自分でも着られるサイズ、露出が少ないデザイン、目立たないような印象を与えることが洋服選びの基準だった。そもそもこんな体型の私が洋服を見て回るなんてそれ自体を人に見られるのも嫌だったし、店員さんの目も怖くて試着もできなかったのだ。

最初の受診から考えると、トータルで7kgの減量を達成できている。ついに60kg台になったのだ。太るのはあっというまだが、痩せるのはなんと地道な努力が必要なことだろう。しかし一度軌道に乗ると、それは決してつらい努力ではなかった。

体脂肪率では34%が出ていて、こうした数字がやはり日々のモチベーションを支えてくれている。

気持ちも安定しているせいか、自然と前向きな言葉が口をついて出る。それが表情にも出ているのか、同僚や患者さんから相談を受けることが増えた気がする。

「山口さんがいてくれると安心」

今までそんな言葉をだれかに言われたことがあっただろうか。ぽっちゃり体型を揶揄《やゆ》して言われたのではなく、本当に頼られているのを感じ、そして私もそれが重荷ではなくひそかな誇りとして実感できる。

母の介護については私と妹、そしてケアマネジャーさんとの連携がしっかり取れて、母も急いで施設に入ることを考えなくても大丈夫なくらい安定している。顔を合わせるたびに妹は「お姉ちゃん痩せたよね！」と感心したように口にするし、母も「だれかいい人でも見つけたの」と言う。

そしてついに6月の診察日がやってきて、前回から3カ月ぶりにO先生の元に足を運んだ。

「真理子さん、見違えましたね！　こんなに変化が出て私もうれしいです。肝臓の数値はAST17、ALT12、γ-GTP16ですから、全く問題ありませんよ」

私はホッとして、うれし涙がにじんだ。以前に不安から思わず涙が出てしまったのとは大きな違いだ。

「心の持ち方が180度変わったことで、心も体もすごく安定していらっしゃるようですから、自暴自棄《じぼうじき》になって太るなんてことはおそらく起こらないでしょう。私はこの外来を開いたとき、皆さんがもうここに来なくてよくなることが一番の目標だったんです。真理子さんも卒業ですよ」

私は何も言えなくなってしまった。

あれほどの肥満だった私が、健康を取り戻し、おまけに別人のような体型を実現したのだ。

その後も食事や運動の習慣は当たり前の日常生活となり、体が軽くなった私は、勤務先まで自転車通勤をするようになった。

もはや「減る」というより、「戻り」始めた体重はその後も変動し続け、1年後にはついに50kg台、トータルで20kg減量を達成した。これは20代のときとほぼ同じだ。これが自分の適性体重なのだろうと思う。

20年かけて身につけた〝よろい〟のような脂肪を脱ぎ捨て、何だか生まれ変わったような気持ちだ。

人生はいつでもやり直せる。2度目の青春のような気持ちで、今日も風を感じながら仕事場へとペダルを漕《こ》いでいる。

真理子さんの ダイエットのポイント

ストレスを1つでも減らそう。
減量するためのエネルギーが復活する。

アルコールと一緒に摂った糖質は
脂肪化して、肝障害の原因になる。

加工食品は肝臓に負担をかける。
できるだけ果糖ぶどう糖液糖を避けよう。

タンパク質を摂って**筋肉量を増やそう**。
筋肉が少ない人には筋トレが有効。

野菜はスープなどにして、たくさん摂ろう。
満足感とともに、食欲にブレーキがかかる。

食事内容の乱れを防ぐために、
食事はなるべく決まった時間にとろう。

糖が枯渇すると脂肪から糖が作られる。
空腹感は、「痩せている証拠」。

おわりに

いつからでも、何度でも、肝臓を守れる

本書を手に取ってくださったあなたに、心からの感謝を申し上げます。

私は肝臓専門医として、脂肪肝専門外来の担当医として、多くの患者さんと向き合ってきました。「スマート外来」を始めてからの8年間は、患者さまとともに学び、私自身が成長する時間となりました。

一般的な診療の2倍以上の時間を費やして行うこの外来で、肝臓の健康を取り戻した患者さまとともに喜びを共有できることが私にとって誇りとなり、生きがいに変わっています。

この経験を通じて確信したのは、**脂肪肝は病院で治療を受けなくても、ご自身の力で十分に改善できる**ということです。

もちろん、すべての方がそうとは限りませんが、食事と生活習慣を見直すことで肝臓は驚くほど回復してくれます。

大丈夫！　〝一番先に落ちるのは肝臓の脂肪〟です。

肝臓にたまった脂肪は、皮下脂肪や内臓脂肪よりはるかに落としやすいです。スマート外来を受診した方の8割以上が、**たった3カ月で肝機能の数値を改善しています**。だから、肝臓の力を信じてください。

あなたが少しでも気を配れば、驚くほどの回復力を見せてくれます。

その変化は、まるで**長く手入れを怠った庭に水をやると、草木がいっせいに息を吹き返すようなもの**です。

「脂肪肝」を改善するのに、遅すぎることはありません。

そして、何度だってやり直せます。

だから、「もう遅い」と思う必要はありません。
たとえ小さな一歩でも、今日から踏み出せばいいのです。

完璧を求めなくていいんです。
ムリせず、平均70点の食生活を続けること。

この原則を忘れずに、あなたの肝臓をいたわってあげてください。
肝臓から脂肪を落とす取り組みは、いつからでも始められます。

そして、**ダイエットは一生続けるものではありません。**
スマート外来のメソッドのポイントの1つは**3カ月間という期間**です。
短期間での減量が、あなたの肝臓を蘇らせます。

忙しい日常のなかでは、食事がおざなりになることだってあるかもしれません。

そしてうまくいかないときほど、甘い飲み物やお酒に手が伸び、肝臓をいたわる食生活からかけ離れた選択をしてしまうものです。

そんなときこそ、自分を大切にしてほしい。

あなたはすでにがんばっています。

だから、がんばるよりも自分を大切にすることを思い出してください。

それが結果的に、**肝臓に対するいたわりの気持ちとなり行動に結びつくはず**です。

肝臓の健康は、糖尿病や慢性腎臓病、心血管障害など、さまざまな生活習慣病の予防に繋がります。肝臓が元気になれば、全身の健康を支えてくれます。

近年、**お酒を飲まなくても脂肪肝**、**脂肪肝炎**、**肝硬変になるという事実**が少しずつ知られるようになってきました。それでも「自分には関係ない」と思っている方が多く、病状が進行して初めて気づくケースも少なくありません。

だからこそ、この本を読んだあなたには、ぜひ周りの人にも伝えてほしいのです。

「脂肪肝は放っておくと危険だけれども、自分で治せる病気だ」と。

最後になりますが、私からの大切なメッセージをお伝えします。

健康診断の肝機能検査項目にある「ＡＬＴ」の値が30を超えている方は、〝肝炎を起こしている可能性が高い〟です。

これといった症状がない、急ぐほどの不具合もない。何より時間がないといって目を背けることなく、迷わず医療機関を受診してください。

肝臓は、沈黙の臓器です。

何も言わずに、あなたのためだけに働き続けています。

脂肪がついても、肝炎が起こっていても、決して弱音を吐くことなく、ひたすら支えてくれています。

でも、その肝臓の働きを守るのは、あなたです。

あなたが肝臓をいたわれば、肝臓は必ず応えてくれます。

まるで、静かに寄り添いながら、ずっと支えてくれる親友のように。

そのことを「スマート外来」に足を運んでくれた多くの患者さまが、私に証明してくれました。


人生は一度きり。

だからこそ、**かけがえのない体を、かけがえのない肝臓を大切にしてください。**

そして、今この瞬間から、新たな一歩を踏み出してください。

あなたの肝臓と、あなた自身の未来のために。

２０２５年３月　尾形哲

健康診断【肝機能検査】の見方

肝臓がダメージを受けると血液中に増える肝細胞に含まれる酵素の量を計測して、肝機能の状態を調べます。基準値よりも高いと肝炎や脂肪肝の可能性があるので、医療機関で詳しい検査を受けるようにしましょう。

▼肝臓に関わる数値

血液検査のAST、ALT、γ-GTPの数値で、肝臓に障害があるかがわかります。いずれも基準値よりも高い場合には注意が必要です。

基準値

AST	30U/ℓ以下
ALT	30U/ℓ以下
γ-GTP	男性：50U/ℓ以下／女性：30U/ℓ以下

AST

心臓や肝臓、骨格筋、腎臓、赤血球中などに多く存在する酵素。肝細胞に障害があると、血液中に放出されるため、数値が高くなります。

ALT

ASTと同様に体のさまざまな場所に存在する酵素ですが、多くは肝臓に存在します。AST、ALTともに高い値の場合には、肝炎の疑いがあります。たとえ数値が高くなくても、ALTがASTよりも高い値の場合には、脂肪肝になっている可能性があります。

γ-GTP

肝臓や胆管に存在するタンパク質を分解する酵素。飲酒の習慣がないのに、この数値が高いのが代謝機能障害関連脂肪性肝疾患の特徴。肝線維化（※1）などの障害や胆道に病気があるほか、酸化ストレス（※2）によっても数値が高くなります。

※1：炎症などが慢性化して肝臓の組織が線維化すること。これによって肝臓の機能が低下し、むくみや腹水といった症状が表れる。
※2：食品によって体内に取り込んだ栄養素がエネルギーに変換される際、酸化が起こる。これによって細胞が傷つくことがあり、それを「酸化ストレス」と呼ぶ。

MASLD（代謝機能障害関連脂肪性肝疾患）の診断基準

MASLDは代謝異常と関連する脂肪肝です。肝臓に脂肪が過剰に蓄積し、放っておくと肝炎や肝硬変に進行することがあります。MASLDの診断には、画像診断で肝臓の脂肪沈着を確認することが必要です。

▼MASLD（代謝機能障害関連脂肪性肝疾患）の判定

肝臓に脂肪が蓄積していることに加えて、肥満、糖尿病、高血圧、脂質異常症などの代謝異常があると「MASLD」と診断されます。

肝臓の脂肪沈着

- 画像診断（腹部超音波、CT、MRIなど）または肝生検で確認される脂肪肝がある
- ほかの脂肪肝を引き起こす原因が除外されること（※）

肥満

BMI25以上、アジア人ではBMI23以上

標準体重・やせ

BMI25未満、アジア人ではBMI23未満

糖尿病

2型糖尿病の診断基準を満たす

以下、3つのうち2つ以上に該当する

腹囲

男性 90cm以上

女性 80cm以上

高血圧

収縮期血圧

130mmHg以上、

または

拡張期血圧

85mmHg以上、

または

降圧薬の使用

脂質異常症

HDLコレステロール

男性 40mg／dℓ未満

女性 50mg／dℓ未満

または

中性脂肪 150mg／dℓ以上

または

脂質異常症治療薬の使用

MASLD（代謝機能障害関連脂肪性肝疾患）

※アルコール摂取量が過剰でないこと（純エタノール換算で、男性で30g／日未満、女性で20g／日未満）。ほかの脂肪性肝疾患の原因が否定されること。

体脂肪率と骨格筋量の見方

現在の自分の体脂肪や筋肉の量を知ることは、病気のリスクを知ることや、その改善のための目標設定に役立ちます。

▼体脂肪率

体内の脂肪の比率をパーセントで表したものです。体脂肪率が表示される体重計で測ることができます。右の表に当てはまる人は、それぞれの数値を目安に減量を行うといいでしょう。

体脂肪率と肥満の目安

	男性	女性※15歳以上
中等度肥満	25～30%未満	35～40%未満
重度肥満	30%以上	40%以上

出典「omron」ウェブサイト
※日本肥満学会では、BMIを肥満の判定基準としています。体脂肪率はあくまでも目安です。
※体脂肪率は内臓脂肪だけでなく皮下脂肪を含む、すべての脂肪を反映しています。

▼骨格筋量

心臓や他の臓器の筋肉を除いた、体を動かす際に使う筋肉の量を表します。下の表よりも著しく低い場合には、意識的にタンパク質を摂取することや筋肉を増やすための身体活動が推奨されます。体重計で体脂肪率が測定できれば、骨格筋量を計算できます。

骨格筋量の求め方

上から順に計算します。

❶ 体重（kg）×体脂肪率（%）＝体脂肪量（kg）
❷ 体重（kg）－体脂肪量（kg）＝除脂肪量（kg）
❸ 除脂肪量（kg）×0.5＝**骨格筋量（kg）**

年代別の骨格筋量（kg）

	男性	女性
18～29歳	24.9	15.9
30～39歳	25.6	16.1
40～49歳	25.3	16.4
50～59歳	23.6	15.8

出典『BIA法を用いての18歳～84歳の 日本人男女における骨格筋量の測定 －機器による測定値の違いに着目して－』岩村真樹、金内雅夫、梶本浩之

食品に含まれる糖質

減量をするのに効果的なのは、摂取する糖質の量を抑えることです。このページを参考に食生活の見直し・改善をしましょう。

▼食事で摂取する糖質の目安

糖質制限する際、糖質の量は1日70～130ｇ、1食あたり40ｇに抑えましょう。主菜と副菜にも糖質が含まれるので、その分を引いた下の表の分だけ主食を摂るようにします。

1食あたりの主食の量

ご飯	70g
食パン	6枚切り1枚（60g）
うどん・そば・冷や麦（乾燥）	35g
うどん（ゆで）	2分の1玉（120g）

そば・冷や麦（ゆで）	2分の1玉（100g）
スパゲッティ（乾燥）	35g
スパゲッティ（ゆで）	80g
もち	1個（50g）

▼飲料の糖質量例

市販される飲料には糖質が多く含まれるので、控えるようにしましょう。

飲料に含まれる砂糖の量

商品名	内容量	砂糖の量（ｇ）	シュガースティック換算（1本あたり3ｇ）
コカ・コーラ	500mℓ	57	19本分
ヨーグリーナ&サントリー天然水 贅沢仕上げ	540mℓ	33	11本分
野菜生活100	200mℓ	15	5本分
ポカリスエット	500mℓ	31	10本分
午後の紅茶 レモンティー	500mℓ	35	12本分
リポビタンD	100mℓ	19 ※エネルギー量から換算	6本分
明治ブルガリアのむヨーグルトLB81プレーン	450g	13 ※エネルギー量から換算	4本分

※各商品の糖質量、もしくは炭水化物量を砂糖の量としています。※小数点以下は四捨五入しています。
※佐久市立国保浅間総合病院提供

参考文献

- 『NAFLD/NASH 診療ガイドライン 2020（改訂第 2 版）』日本消化器病学会、日本肝臓学会 編（南江堂 2020）
- 『NASH・NAFLD の診療ガイド 2021』日本肝臓学会 編（文光堂 2021）
- 『日本人の食事摂取基準（2020 年版）』伊藤貞嘉、佐々木敏 監修（第一出版 2020）
- 『糖尿病診療ガイドライン 2019』日本糖尿病学会 編著（南江堂 2019）
- 『肥満症診療ガイドライン 2016』日本肥満学会 編（ライフサイエンス出版 2016）
- 『食事のせいで、死なないために［病気別編］』マイケル・グレガー、ジーン・ストーン 著／神崎朗子 訳（NHK 出版 2017）
- 『佐々木敏の栄養データはこう読む！ 第 2 版』佐々木敏 著（女子栄養大学出版部 2020）
- 『世界一シンプルで科学的に証明された究極の食事』津川友介 著（東洋経済新報社 2018）
- 『果糖中毒』ロバート・H・ラスティグ 著／中里京子 訳（ダイヤモンド社 2018）
- 『糖質制限の真実』山田悟 著（幻冬舎 2015）
- 『フードトラップ』マイケル・モス 著／本間徳子 訳（日経 BP 2014）
- 『ウォーキングの科学』能勢博 著（講談社 2019）
- A multisociety Delphi consensus statement on new fatty liver disease nomenclature. Rinella ME et al. J Hepatol 2023; 79 (6): 1542-56.
- Prognosis of biopsy-confirmed metabolic dysfunction- associated steatotic liver disease: A sub-analysis of the CLIONE study. Iwaki M et al. Clin Mol Hepatol. 2024 Jan;30(2):225-234.
- Nonalcoholic Fatty Liver Disease, the Gut Microbiome, and Diet. Zeinab Mokhtari et al. Advances in Nutrition. 2017 Mar 15;8(2):240-252.
- Increased salt consumption induces body water conservation and decreases fluid intake. Natalia Rakova et al. Journal of Clinical Investigation. 2017. May 1;127(5):1932-43.
- Water-induced thermogenesis. Michael Boschmann et al. J Clin Endocrinol Metab. 2003 Dec;88(12):6015-19.
- Modeling NAFLD disease burden in China, France, Germany, Italy, Japan, Spain, United Kingdom, and United States for the period 2016-2030. Estes C et al. J Hepatol. 2018 Oct;69(4):896-904.

● Pathogenesis of Nonalcoholic Steatohepatitis.Machado MV et al. Gastroenterology. 2016 Jun;150(8):1769-77.

● The Small Intestine Converts Dietary Fructose into Glucose and Organic Acids.Jang C et al. Cell Metab.2018 Feb 6;27(2):351-361.

● Caffeine-Containing Energy Shots Cause Acute Impaired Glucoregulation in Adolescents. Shearer J et al. Nutrients. 2020 Dec 16;12(12):3850.

● Primary care-led weight management for remission of type 2 diabetes (DiRECT): an open-label, cluster-randomised trial.Lean ME et al.Lancet.2018 Feb 10;391(10120):541-551.

● Slow release dietary carbohydrate improves second meal tolerance. Jenkins DJ et al. Am J Clin Nutr. 1982 Jun;35(6):1339-46.

● An obesity-associated gut microbiome with increased capacity for energy harvest. Turnbaugh PJ et al. Nature. 2006 Dec 21;444(7122):1027-31.

● 一般社団法人日本消化器病学会
https://www.jsge.or.jp/news/20240820-3/?_fsi=ihRE4ghK&_fsi=MEBtvwvp

● 糖尿病対策で、2021 年末までに甘味飲料に栄養成分表示を義務付け 本田智津絵 (2020)
https://www.jetro.go.jp/biznews/2020/03/fcd0b78142b87f7e.html

尾形 哲（おがた・さとし）

長野県佐久市立国保浅間総合病院外科部長、同院「スマート外来」担当医。医学博士。一般社団法人日本 NASH 研究所代表理事。1995 年神戸大学医学部医学科卒業、2003 年医学部大学院博士課程修了。パリ、ソウルの病院で多くの肝移植手術を経験したのち、2009 年から日本赤十字社医療センター肝胆膵・移植外科で生体肝移植チーフを務める。さらに東京女子医科大学消化器病センター勤務を経て、2016 年より長野県に移住。2017 年スタートの「スマート外来」は肥満解消と脂肪肝・糖尿病改善のための専門外来。2025 年に、東京 2 カ所、京都、兵庫、石川の提携クリニックで脂肪肝専門外来を開設予定。著書に『専門医が教える　肝臓から脂肪を落とす７日間実践レシピ』『肝臓から脂肪を落とす お酒と甘いものを一生楽しめる飲み方、食べ方』『専門医が教える　１分で肝臓から脂肪が落ちる食べ方決定版』（いずれも小社刊）などがある。

https://x.com/ogatas0520

専門《せんもん》医《い》が教《おし》える

肝臓《かんぞう》から脂肪《しぼう》を落《お》とす食事術《しょくじじゅつ》【増補改訂版《ぞうほかいていばん》】

2025 年 4 月 12 日　初版発行

著　者　　尾形《おがた》 哲《さとし》

発行者　　山下 直久

発　行　　株式会社 KADOKAWA
〒 102-8177 東京都千代田区富士見 2-13-3
電話 0570-002-301（ナビダイヤル）

印刷所　　ＴＯＰＰＡＮクロレ株式会社

製本所　　ＴＯＰＰＡＮクロレ株式会社

ISBN 978-4-04-607471-3 C0077